Docteur G. FLEIG

DE LA FACULTÉ DE MÉDECINE DE PARIS

LA RADIOTHÉRAPIE

EN

Dermatologie

(TECHNIQUE — INDICATIONS — RÉSULTATS)

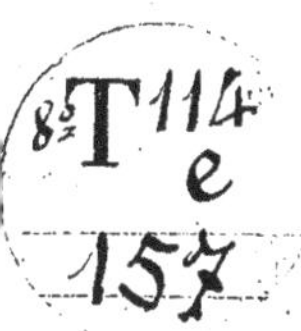

PARIS

BONVALOT-JOUVE, ÉDITEUR

15, RUE RACINE, 15

1906

Docteur G. FLEIG

DE LA FACULTÉ DE MÉDECINE DE PARIS

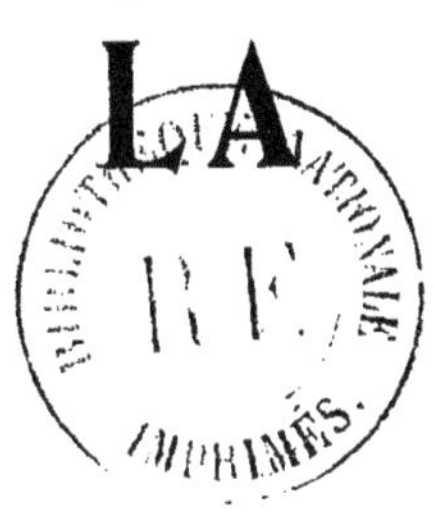

LA RADIOTHÉRAPIE

EN

Dermatologie

—

(TECHNIQUE — INDICATIONS — RÉSULTATS)

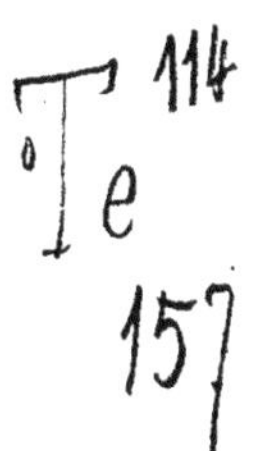

PARIS

BONVALOT-JOUVE, ÉDITEUR

15, RUE RACINE, 15

—

1906

A MES PARENTS

MEIS ET AMICIS

Nous obéissons bien moins au respect des convenances et de la tradition qu'à nos sentiments de bien sincère reconnaissance en inscrivant, en tête de notre thèse inaugurale, les noms de ceux qui furent nos maîtres dans les hôpitaux.

M. le Dr Michaux voulut bien nous admettre dans son service, alors à l'hôpital Broussais, à titre d'élève bénévole, et nous inculqua les premières notions de la bonne et saine chirurgie avec une bienveillance dont nous lui sommes resté profondément reconnaissant.

Sous la direction de M. le Dr Nélaton, chirurgien de l'hôpital Saint-Louis, nous accomplîmes notre stage chirurgical et quelques mois d'externat. Nous assurons de notre très respectueux attachement le maître plein d'une paternelle bonté, le chirurgien plein de maîtrise et d'habileté.

M. le Dr Brault, médecin de l'hôpital Lariboisière, voulut bien guider nos premiers pas en clinique médicale. Ce fut encore dans son service que nous accomplîmes l'une des meilleures années de notre externat. Nous garderons toujours le souvenir de ses causeries au lit du malade, si attrayantes et si fécondes en enseignements, marquées au coin d'une originalité et d'un esprit critique si personnels. Nous n'avons garde aussi d'oublier son inépuisable bienveillance dont il nous a donné tant de preuves, et le prions d'agréer l'hommage de notre bien respectueuse reconnaissance.

Nous remercions bien sincèrement MM. les Drs Mathieu, médecin de l'hôpital Andral, et J.-Ch. Roux, son assistant, de leur enseignement clair et pratique, que nous eûmes la bonne fortune de recevoir durant une année.

Nous dirons également toute notre gratitude à MM. les Drs Belin, Appert et Bezançon, dont nous regrettons d'avoir été trop peu de temps l'élève.

M. le Dr Bar, accoucheur de l'hôpital Saint-Antoine, nous fit l'honneur de vouloir bien nous admettre comme externe dans son beau service, où son haut enseignement nous apprit à comprendre et à aimer l'Obstétrique. Nous lui en exprimons notre profonde reconnaissance ainsi qu'à M. le Dr Tissier, accoucheur des hôpitaux, qui nous a toujours témoigné la plus bienveillante sympathie.

Que M. le professeur de Clinique ophtalmologique F. de Lapersonne soit assuré de notre très respectueux attachement et veuille bien recevoir tous nos remerciements pour le très vif intérêt que nous ont inspiré ses leçons magistrales durant l'année d'externat que nous avons passée dans son service de l'Hôtel-Dieu. Nous remercions bien cordialement M. le Dr Scrini, notre ami M. le Dr Monthus, dont nous avons si souvent mis à contribution l'obligeante amabilité, et M. le Dr Gellé qui a bien voulu nous enseigner les premières notions de l'oto-rhinologie.

M. le Dr Tenneson, médecin de l'hôpital Saint-Louis, voulut bien — en 1901 — nous inscrire au nombre de ses externes. C'est sous sa bienveillante direction que nous fîmes nos premiers diagnostics de dermatologie. Nous avons admiré sa haute valeur intellectuelle doublée d'une si grande modestie, et le prions respectueusement d'agréer l'expression de toute notre reconnaissance pour l'intérêt et la bonté qu'il nous a toujours témoignés.

Que M. le Dr Hudelo, dont nous avons été pendant quelques mois l'élève à Saint-Louis, nous permette de lui dire toute notre gratitude pour son excellent enseignement.

Nous rendons enfin un hommage tout particulièrement reconnaissant à notre cher maître, M. le Dr Balzer, dans le service duquel nous avons terminé nos études, et qui fut pour nous un précieux éducateur et un conseiller de tous les instants. Sa grande bienveillance nous a mis à même d'acquérir, dans son laboratoire, l'expérience d'une année de pratique d'électrothérapie et de radiothérapie.

Nous le remercions encore bien vivement de la confiance qu'il nous a témoignée en nous permettant de rester son assistant de radiologie, et l'assurons de notre entier dévouement.

Nous voulons, pour terminer cet hommage à nos maîtres, affirmer — une fois de plus — notre respectueuse et reconnaissante affection à M. le Dr L. Duchesne qui, pendant toute la durée de nos études médicales, a bien voulu mettre à notre disposition les conseils éclairés de sa longue expérience, et nous a toujours témoigné la plus paternelle affection.

A M. le professeur Debove, l'éminent doyen de la Faculté de médecine de Paris, nous exprimons nos très respectueux remerciements pour le grand honneur qu'il nous a fait en acceptant la présidence de notre thèse.

La Radiothérapie en Dermatologie

TECHNIQUE -:- INDICATIONS -:- RÉSULTATS

PREMIÈRE PARTIE

PRÉAMBULE

Les rayons X, découverts en 1895 par le savant physicien Rœntgen, de Wurtzbourg, furent employés pour la première fois dans un but thérapeutique par Freund et Schiff, de Vienne, en 1896. Leurs premières observations, publiées en janvier 1897, relatent quelques cas de radiothérapie dermatologique, où les applications aux nævi pigmentaires pilifères tiennent la plus grande place.

Depuis cette époque, les essais se sont multipliés en Allemagne d'abord, puis en France, en Angleterre, en Amérique, etc. Les rayons X furent appliqués à peu près à toutes les maladies cutanées, et à quelques affections des organes profonds. Leur action élective sur le bulbe pileux et aussi sur les cellules cancéreuses et les tissus pathologiques en général fut reconnue dès le début.

Cette première période est caractérisée par l'empirisme absolu qui guide les expérimentateurs. Aussi la radiothérapie, appliquée sans mesure et sans discernement, ne tarda-t-elle pas à engendrer de graves mécomptes non pas tant par la discordance des effets obtenus, qui pouvait être imputée aux opérateurs eux-mêmes, que par les accidents souvent sérieux et parfois terribles auxquels son emploi donna lieu.

L'opinion publique s'émut ; et la nécessité absolue de la création de mesures exactes s'imposa, comme aussi de l'étude des phénomènes moléculaires qui régissent le fonctionnement de l'ampoule.

KIENBÖCK, en 1900, élucida ces derniers points : il démontra que les rayons issus de l'ampoule de Crookes agissent bien par leurs propriétés spéciales, et indépendamment des phénomènes électriques concomitants. Il montra également l'importance de la tension moléculaire du tube, et décrivit l'ampoule dure et l'ampoule molle.

Puis BÉCLÈRE, en France, imagina le *spinthermètre*, dont l'usage rendit un compte approximatif des qualités de pénétration plus ou moins grande des rayons émis.

Leur évaluation exacte fut rendue possible grâce à la création du *radiochromomètre*, de BENOIT.

Enfin HOLZKNECHT — en 1902 — fit connaître, et

présenta au IIe Congrès de Radiologie, de Berne, son *chromoradiomètre*, qui permettait de doser les quantités de rayons X absorbées.

En même temps la construction des ampoules se perfectionnait. Les tubes primitivement employés, non réglables, durcissant en peu de temps et rapidement mis hors d'usage, furent remplacés par des ampoules où le degré de vide et par suite la puissance de pénétration des rayons étaient réglables à volonté et pouvaient être maintenus constants : telles l'ampoule Müller et, de date plus récente encore, l'ampoule Chabaud munie du merveilleux dispositif que constitue l'*osmo-régulateur* de Villard.

En peu d'années, on le voit, la radiothérapie a pris l'importance d'une science véritablement précise et représente, de nos jours, un agent thérapeutique extrêmement actif qui, entre les mains de praticiens expérimentés, offre le minimum de dangers.

La pratique en a mis en relief les principales indications, qui sont avant tout les maladies cutanées. La radiothérapie des organes internes commence également à faire ses preuves ; mais une technique sûre, qui en permette l'application raisonnée dans les différents cas de la clinique, est encore à trouver.

Nous nous proposons, dans ce travail, d'exposer l'état actuel des connaissances relatives aux indications de la Rœntgenthérapie dermatologique, et d'y apporter modestement le faible contingent de notre expérience personnelle.

Nous ne décrirons pas les appareils générateurs de l'énergie électrique employée à la production des rayons X, ni des bobines et autres transformateurs destinés à utiliser dans ce but les courants industriels et urbains. Le détail de ces installations intéresse les seuls techniciens.

Mais nous pensons qu'il est de toute nécessité d'exposer, au moins sommairement, les quelques notions relatives aux ampoules radiogènes et à leur fonctionnement, ainsi qu'aux principaux instruments de mesures, notions dont la connaissance nous paraît indispensable pour l'appréciation de résultats exprimés en unités spéciales.

De toutes les observations des cas traités par nous à l'hôpital Saint-Louis, nous avons choisi pour les citer celles qui nous ont semblé les plus intéressantes, les plus convaincantes, celles aussi où les interruptions de traitement n'ont été ni trop fréquentes ni trop longues, et dont les conclusions ne se trouvent pas, de par la négligence des malades ou quelque autre cause, faussées quant à leur valeur comparative.

I

Propriétés physiques et chimiques des Rayons X

Dans une ampoule de verre renfermant un gaz suffisamment raréfié, une certaine différence de potentiel statique ou oscillante, établie par un moyen convenable entre deux régions de l'ampoule, provoque à travers le gaz raréfié une *décharge cathodique*.

Rœntgen a démontré qu'à l'extérieur d'une telle ampoule cathodique en activité se propage une nouvelle espèce de rayons, dénommés par lui *rayons X*, caractérisés par les propriétés suivantes, dont ils partagent toutefois quelques-unes avec les rayons cathodiques :

A leur sortie de l'ampoule, dans laquelle ils ne peuvent se produire qu'au sein d'un certain degré de vide, ils peuvent se propager, en ondes rectilignes, dans l'air atmosphérique aussi bien que dans le vide le plus parfait qu'il soit possible de réaliser.

Leurs ondes de propagation ne sont pas arrêtées par les corps opaques, qu'elles traversent avec un pouvoir de pénétration inversement proportionnel à leur densité et à leur poids atomique.

Elles traversent les métaux sous une certaine épaisseur. Toutes choses égales d'ailleurs, l'aluminium se montre le plus perméable ; le plomb l'est le moins.

Les sels de ce métal et le verre plombifère possèdent les mêmes propriétés d'opacité aux rayons X.

Les rayons de Rœntgen n'obéissent pas aux lois de la réfraction, ou du moins leur direction n'est pas sensiblement déviée par les milieux qu'ils traversent.

Ils n'obéissent pas aux mêmes lois de réflexion que les rayons lumineux. Quel que soit l'angle d'incidence sous lequel ils rencontrent une surface, ils émettent à ce niveau des faisceaux de rayons secondaires, qui peuvent eux-mêmes donner naissance à des rayons tertiaires.

Il est théoriquement permis de supposer que ces rayons tertiaires donnent à leur tour des rayons quaternaires, et ainsi de suite — indéfiniment. Mais cette hypothèse n'a pu encore être vérifiée : ces rayons, diminuant progressivement d'intensité à mesure qu'ils se transforment, échappent très rapidement à nos moyens d'investigations.

Un corps électrisé positivement ou négativement se décharge dès qu'il se trouve dans un faisceau de rayons X, ces derniers possédant la propriété d'ioniser les gaz qu'ils traversent.

En revanche, et contrairement aux rayons cathodiques, les rayons X ne sont pas influencés par la présence du champ magnétique d'un aimant.

Un grand nombre de corps deviennent luminescents quand on les place sur le trajet des radiations.

Les rayons ultra-violets exercent une action analogue et sur les mêmes corps (les platino-cyanures en particulier).

Les diverses préparations photographiques sont, de même, impressionnées par les rayons X, d'autant plus, en général, qu'elles sont plus sensibles aux rayons lumineux.

Enfin, certains sels à l'état sec ou en solutions sont, les uns décolorés, les autres colorés par eux.

II

PRODUCTION DES RAYONS X. L'AMPOULE RADIOGÈNE

Rœntgen, après avoir découvert fortuitement les rayons X, constata qu'ils prennent naissance aux points où les rayons cathodiques frappent un corps quelconque.

Dans les premiers tubes en usage, c'est le verre de l'ampoule lui-même qui recevait le faisceau cathodique et devenait la surface radiogène. Mais les expérimentateurs ne tardèrent pas à reconnaître combien ces conditions étaient défavorables au fonctionnement du tube et à la bonne utilisation de l'énergie électrique dépensée. La partie du verre frappée par les rayons cathodiques s'échauffait, devenait poreuse et fondait à la suite d'une expérience prolongée.

De toutes les substances successivement employées à l'émission des rayons X, les métaux lourds parurent les plus avantageux : ce sont eux, en effet, qui émettent le plus de rayons. Parmi eux, le platine fut préféré parce qu'il peut être porté, sans danger de détérioration, à une température relativement élevée.

Sur ces données, THOMSON conçut et fit construire le tube dit *focus*, dans lequel les rayons cathodiques venaient frapper une lame de platine de petite surface (foyer) dressée en face de la cathode. C'est de ce modèle qu'ont dérivé tous les autres.

Schématiquement et essentiellement, l'ampoule radiogène est constituée par un ballon de verre très mince dans lequel pénètrent, par deux tubulures cylindriques se faisant face aux extrémités d'un même diamètre, les deux pièces métalliques supportant les électrodes. L'une, *cathode*, affecte la forme d'une cupule circulaire, très mince, dont la face concave regarde le centre de l'ampoule. L'autre, *anode*, se termine, au centre de l'ampoule, par une plaquette de platine iridiée de forme habituellement circulaire, *l'anticathode*, inclinée à 45 degrés sur l'axe de la cathode.

Au cours de la fabrication du tube et avant sa fermeture, le vide y est pratiqué partiellement, avec de l'hydrogène, dans la mesure qui convient le mieux à la production des rayons X.

On se rend compte de la tension moléculaire, c'est-à-dire du degré de vide de l'ampoule, très simplement de la façon suivante : Les connexions avec l'appareil transformateur ou la machine génératrice du courant étant bien faites — le fil négatif relié à la cathode, le fil positif à l'anode, — si l'on met en dérivation sur le tube deux pointes que l'on peut rapprocher ou éloigner l'une de l'autre par l'intermédiaire d'un manche isolant, on peut assister, à la fermeture du circuit, à deux ordres de phénomènes différents :

1° Les deux pointes sont très rapprochées l'une de l'autre : la décharge électrique éclate entre elles sous forme d'étincelles ; le tube ne s'illumine pas, ou très peu.

2° Les deux pointes sont très éloignées l'une de l'autre : aucune étincelle n'éclate entre elles ; le tube s'illumine.

Dans le premier cas, la tranche d'air interposée entre les deux pointes offrait à la décharge une résistance moindre que celle du gaz contenu dans l'ampoule. Dans le second cas, au contraire, la résistance de l'ampoule était moindre que celle de la tranche d'air interposée entre les deux pointes. Ces faits ne sont que l'expression pratique de la loi suivant laquelle tout courant électrique tend à passer toujours là où il rencontre le moins de résistance.

En faisant varier l'écartement des deux pointes entre les limites extrêmes que nous venons de lui donner, nous arriverons à déterminer la distance exacte, immédiatement au-dessous de laquelle nous verrons l'étincelle éclater dans l'air et le tube cesser d'être lumineux. C'est là l'*étincelle équivalente* du tube examiné. La longueur de cette étincelle nous renseigne sur le degré de tension moléculaire de l'ampoule.

Une ampoule à étincelle équivalente longue est dite *dure* ; le vide y est très avancé.

Une ampoule à étincelle équivalente courte est dite *molle* ; le vide y est peu avancé.

L'ampoule *demi-molle* répond à un état intermédiaire, très favorable à la production d'une grande quantité de rayons doués d'une puissance de pénétration moyenne.

Le passage du courant dans l'ampoule la durcit, par un mécanisme encore incomplètement élucidé, peut-être par la résorption des gaz par le platine de l'anticathode échauffée. Quoi qu'il en soit, au bout d'un certain temps, le degré de vide du tube devenant trop avancé, la production des rayons X serait arrêtée. D'autre part, plus une ampoule durcit, plus la force de pénétration des rayons émis augmente.

Pour obvier à ces graves inconvénients, les expérimentateurs et les constructeurs ont imaginé et adapté aux ampoules des *appareils de réglage* qui permettent, le tube étant en fonctionnement, de le maintenir au degré de tension moléculaire voulu. Ces dispositifs ont pour but de faire dégager dans le tube — ou d'y faire rentrer — de l'hydrogène, en quantité nécessaire. Or, les quantités de ce gaz suffisantes à augmenter la tension de l'ampoule d'une façon sensible sont infinitésimales, et se comptent par *millionièmes d'atmosphère*.

Les principaux types d'ampoules réglables sont les ampoules CHABAUD munies de *l'osmo-régulateur* de

VILLARD pour la France, et les ampoules MÜLLER pour l'Allemagne.

Le tube Chabaud-Villard est certainement le meilleur, et son usage se répand de plus en plus. Le principe de l'osmo-régulateur est basé sur le fait suivant, mis en lumière par Troost et Sainte-Claire-Deville : le platine, chauffé au rouge, devient perméable à l'hydrogène. C'est cette propriété que Villard a appliquée à la régulation des ampoules.

Son dispositif consiste en un tube de platine de très petit diamètre, d'une longueur de quelques centimètres, dont une extrémité est fermée et se trouve en dehors de l'ampoule. L'autre extrémité s'ouvre à l'intérieur de l'ampoule, le tube de platine la pénétrant par une tubulure située à sa partie supérieure. Il est maintenu fixe dans cette position et adhérent au verre de l'ampoule par une soudure à la lampe, qui constitue en même temps une fermeture hermétique. Si l'on chauffe son extrémité libre avec une flamme d'alcool ou celle du bec Bunsen, le platine ne tarde pas à être porté au rouge. En même temps, l'hydrogène que contient la flamme pénètre dans l'intérieur du régulateur — et, par suite de l'ampoule — par un véritable phénomène d'*osmose*, la pression intérieure du tube étant inférieure à la pression atmosphérique. Dès que l'on cesse de chauffer, le platine redevient imperméable, et le gaz introduit dans l'ampoule ne peut plus en sortir. On a ainsi rendu mou un tube dur.

Le résultat inverse s'obtient de la façon suivante :

On fait glisser sur la tige de platine un manchon de même métal, qui lui forme une gaîne, et on le chauffe jusqu'au rouge blanc. De cette façon, la flamme ne prend pas contact avec le platine de l'osmo. Ce dernier se trouve, dans le manchon, porté au rouge, et sous une pression inférieure à celle de l'ampoule, dont une partie de l'hydrogène sort. On a ainsi durci un tube mou.

Cette régulation peut se faire au cours même du fonctionnement du tube, à condition d'employer, pour chauffer, un chalumeau à manche bien isolé, en ébonite par exemple. Un opérateur exercé n'a presque jamais besoin de recourir à la manœuvre de durcissement du tube, qui n'est nécessitée que par un chauffage intempestif ou trop longtemps prolongé de l'osmo-régulateur.

Le principe de l'ampoule Müller est basé sur le fait suivant : une pastille de potasse fondue est capable de produire un dégagement d'hydrogène si on la chauffe. La pastille de potasse est fixée, dans un réservoir situé à la partie supérieure de l'ampoule et communiquant avec elle, entre deux armatures d'aluminium. Ces armatures peuvent être mises en dérivation sur le courant qui traverse l'ampoule par l'intermédiaire d'une tige métallique mobile, dont l'extrémité libre peut être plus ou moins rapprochée du pôle positif du tube.

Quand la résistance intérieure de l'ampoule arrive à représenter une étincelle équivalente d'une longueur égale à l'écartement qu'on a laissé entre le pôle positif de l'ampoule et l'extrémité de la tige mobile, la décharge passe, sous forme d'étincelle, entre ces deux points. Le courant traverse alors la pastille de potasse, *l'échauffe*, et lui fait dégager de l'hydrogène qui vient augmenter la tension moléculaire du tube. La décharge passe alors de nouveau dans l'ampoule, jusqu'à ce qu'un excès de résistance dérive encore le courant vers la pastille, et ainsi de suite.

Le régulateur Müller est donc automatique, et ramène toujours le degré de vide de l'ampoule au point voulu, représenté par l'étincelle équivalente qu'on a fixée. En revanche, il ne permet pas, comme l'osmo-régulateur, de faire sortir du gaz de l'ampoule.

L'ampoule MÜLLER, ainsi que l'ampoule DRISSLER, basée sur le même principe, nous ont donné de bons résultats pour les régimes ordinaires de la radiothérapie. Mais nous leur préférons de beaucoup le tube Chabaud, dont nous considérons le fonctionnement comme parfait, et dont la durée est incomparablement plus longue que celle des autres modèles.

Bien d'autres perfectionnements ont encore été apportés à la construction des ampoules. Nous ne ferons que citer : le *renforcement de l'anticathode* pour augmenter sa solidité et en diminuer l'échauffement ; l'adjonction d'une *circulation d'eau* destinée à refroidir l'anticathode au fur et à mesure du fonctionnement ; enfin la *diminution du diamètre* de l'ampoule, point sur lequel Noiré attire l'attention dans sa thèse, « car, dit-il, le verre étant un obstacle au passage des rayons X, plus l'ampoule sera volumineuse, plus le faisceau utilisé aura de verre à traverser, et ce sera autant de perdu que l'on sera obligé de rattraper par des séances plus longues ».

III

FONCTIONNEMENT DU TUBE. MOYENS DE MESURE QUALITATIVE ET QUANTITATIVE DES RAYONS X

Les connexions de l'ampoule avec la source électrique étant bien établies, on voit, lorsque le courant passe, une belle luminescence d'un jaune verdâtre s'étendre sur toute la demi-sphère du tube opposée à l'anticathode.

Ce cône lumineux, dont le sommet est l'anticathode et la base le verre de la paroi, ne constitue pas, en réalité, les rayons X eux-mêmes qui, dans les conditions ordinaires, n'impressionnent pas la rétine. Il est dû simplement à l'état de fluorescence que prend le verre de l'ampoule traversé par les rayons.

Quand, au contraire, les connexions ont été mal faites, le tube s'illumine peu et d'une façon irrégulière, en zones circulaires verdâtres et violacées ; l'ampoule est dite *inversée*. Dans ce cas, sous peine de détérioration rapide du tube, il faut immédiatement arrêter le courant et intervertir la position des

fils, ou, plus simplement, si l'installation comporte
un inverseur de courant, en changer les contacts par
une orientation contraire de la manette.

Lorsqu'une ampoule fonctionne normalement, elle
émet, dans un *temps* donné, une certaine *quantité*
de rayons X doués d'une certaine *puissance de péné-*
tration, laquelle est fonction du degré de vide du
tube, et, par suite, de son *étincelle équivalente*. Il
est de la plus haute importance de connaître, et par
conséquent de pouvoir déterminer exactement,
numériquement, ces trois dernières données, qui
constituent, avec l'évaluation du temps de fonction-

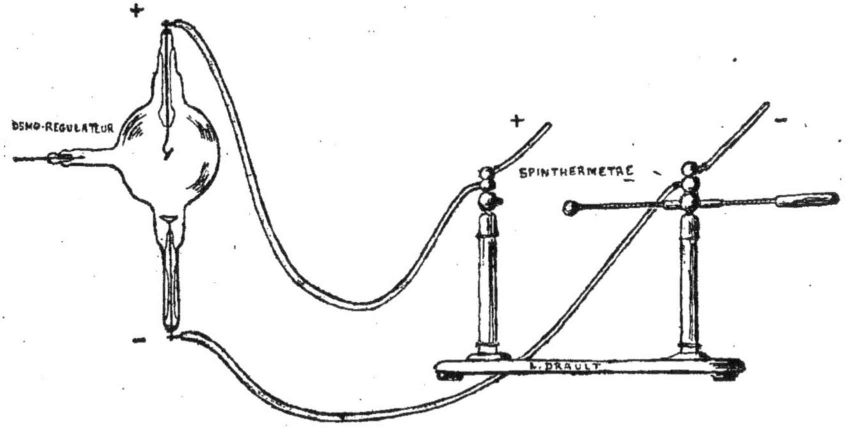

nement, les facteurs indispensables à l'application
judicieuse de la radiothérapie. Nous verrons également l'importance de la *distance* qui sépare l'anticathode de la partie traitée, relativement à la quantité des rayons absorbés.

Le mesureur d'étincelle ou *spinthermètre*, de

Béclère, donne une indication relative du degré de dureté du tube et de la puissance de pénétration des rayons qu'il émet en indiquant la longueur de l'étincelle équivalente.

C'est une tige métallique graduée en centimètres et demi-centimètres, terminée par une boule également métallique à l'une de ses extrémités, l'autre étant montée sur un manche isolant en ébonite.

Cette tige est destinée à passer dans une bague glissière, portée sur un pied en verre, de sorte que la boule qui la termine puisse être rapprochée ou éloignée, par glissement à frottement doux, d'une autre boule symétrique, fixée sur un autre pied en verre qui fait pendant au premier. Au-dessus de la glissière et de la boule métallique fixe sont forés deux orifices munis de vis de serrage, destinés à recevoir de chaque côté le fil d'arrivée et le fil de départ, le spinthermètre étant destiné à être monté en dérivation sur le circuit qui joint la source électrique à l'ampoule.

Nous avons décrit plus haut la façon de rechercher l'étincelle équivalente ; nous n'y reviendrons donc pas.

Supposons, par exemple, que l'on veuille faire une séance de radiothérapie avec une étincelle équivalente de 10 centimètres. Nous ferons glisser la tige du spinthermètre dans la coulisse, jusqu'à ce que le trait marqué 10 y affleure. Si des étincelles éclatent entre les deux boules, nous en concluons que le tube est trop dur, et nous chauffons l'osmo-régulateur jusqu'à ce que la décharge cesse de passer dans le spinthermètre. Le tube est ainsi *réglé* à 10 centimètres d'étincelle, et il est facile de l'y maintenir pendant toute la séance, en le réglant de nouveau chaque fois que les étincelles éclatent entre les deux pôles du spinthermètre.

MESURE DE LA QUALITÉ DES RAYONS. — Pour mesurer la qualité des rayons X, BENOÎT a imaginé un très ingénieux appareil, le *radiochromomètre*. Le principe en est dans le rapport qui existe entre le pouvoir de pénétration des rayons et le poids atomique des substances qu'ils traversent, et en particulier des métaux.

Dans le radiochromomètre, le métal-étalon est constitué par une mince lame d'argent ; l'échelle des épaisseurs est représentée par des segments d'aluminium, au nombre de 12, groupés autour du disque central en un tour de spire. Leur épaisseur croît progressivement et régulièrement de 1 à 12 millimètres.

Si l'on examine l'ombre projetée par le radiochromomètre sur l'écran fluorescent en face d'un tube en fonctionnement, on distingue facilement, avec un peu d'habitude, le segment dont la teinte équivaut exactement à celle du disque central qui sert de repère. Si c'est le cinquième par exemple, compté à partir de la teinte la plus claire, on dira que les rayons émis ont un pouvoir de pénétration égal à 5, ou encore que ce sont des *rayons n° 5*.

Si l'on note le chiffre lu sur le spinthermètre à ce moment, on saura à quelle étincelle équivalente correspondent les rayons n° 5, pour les conditions d'ampérage, de voltage et d'installation dans lesquelles on se trouve. Il sera donc facile, en maintenant l'ampoule à la même étincelle équivalente pendant toute la séance, de lui faire produire des rayons doués d'un pouvoir de pénétration constant, ce qui est nécessaire en radiothérapie.

MESURE DE LA QUANTITÉ DES RAYONS. — On a eu l'idée d'utiliser, pour le dosage des rayons X, la propriété qu'ils possèdent de faire virer certains sels à des teintes particulières.

C'est ainsi qu'on a employé les solutions d'iodures et d'iode dans le chloroforme, qui se décolorent sous l'action des rayons, le sulfate de potasse qui verdit, le platino-cyanure de baryum qui brunit.

GUIDO HOLZKNECHT s'est servi de ces réactions pour établir son *chromoradiomètre*, qui constitua le premier moyen de mesure précis. M. Béclère le décrivit à la Société de Dermatologie le 6 novembre 1902.

« Le chromoradiomètre d'Holzknecht se compose de deux parties : 1° une série de réactifs isolés ; 2° une échelle graduée qui sert d'étalon.

« Chaque réactif consiste en sels colorables par les rayons de Rœntgen, incorporés dans une substance transparente et contenus dans un petit godet. C'est ce godet qu'on place, au cours des opérations radiothérapiques, sur la peau du patient, tout au voisinage de la région à traiter, de manière à ce qu'il reçoive et absorbe la même quantité de rayons que

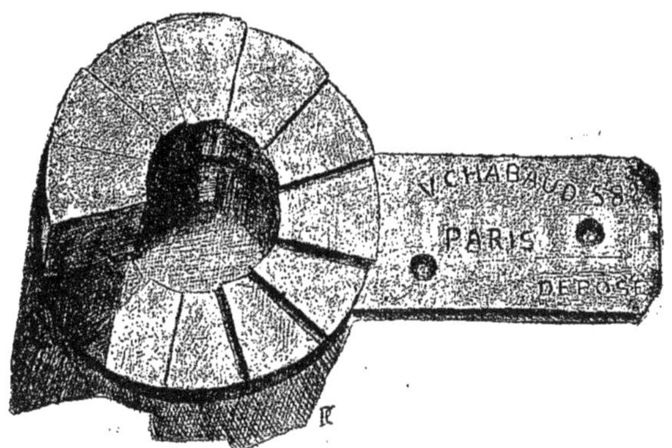

Radiochromomètre de Benoît

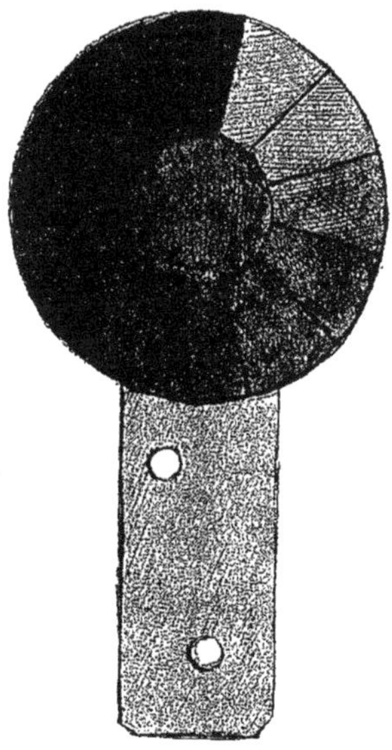

Ombre radioscopique du radiochromomètre de Benoît

On se sert fort peu du chromoradiomètre de Holzk-necht en France, où il est à peu près introuvable, comme nous avons pu le constater par une série de démarches infructueuses chez différents construc-teurs.

L'instrument le plus employé chez nous à l'heure actuelle est le *radiomètre* de Sabouraud et Noiré.

Leur procédé est basé sur le virage de pastilles faites d'un papier au platino-cyanure de baryum émulsionné dans un collodion à l'acétate d'amyle.

Le premier modèle établi comportait une teinte-échelle correspondant à la quantité de rayons maxima que la peau peut supporter sans qu'il s'ensuive un érythème, une radiodermite ou une alopécie défini-tive.

Cette teinte équivalait à 5 unités H.

Un modèle plus récent comprend trois teintes : la teinte-échelle, la demi-teinte et la teinte et demie.

« Pour opérer (1), on place le réactif pendant toute l'opération à une distance fixe de 8 centimè-tres de l'anticathode, quels que soient le modèle et le diamètre de l'ampoule, tandis que la peau en sera placée à une distance fixe de 15 centimètres.

« Il est assez indispensable que ce réactif soit placé sur une surface métallique. Comme le papier au platinocyanure de baryum dévire assez rapidement à la lumière du jour, il est nécessaire, pendant toute la durée de la séance, d'opérer dans une demi-obs-

---

1. Noiré. Thèse de Paris, 1905.

curité et à la fin de comparer sans retard sa teinte à celle de l'échelle. »

Le radiomètre Sabouraud-Noiré donne de bons résultats, comme le prouve la rareté des accidents et des insuccès observés sur les quantités innombrables de teigneux irradiés à Saint-Louis dans le laboratoire de Sabouraud. De plus, il a sur le chromoradiomètre de Holzknecht l'avantage d'être d'un prix de revient minime.

Deuxième Partie

I

ACTION DES RAYONS X SUR LES TISSUS ET EN
PARTICULIER SUR LA PEAU.

Comme il est facile de le concevoir d'après les
propriétés des rayons X, c'est surtout et en premier
lieu sur la peau que se manifeste leur action, puis-
que, dans tous les cas et pour toutes les opérations
radiologiques, c'est le tégument qui est le premier
traversé. D'autre part, de par sa situation superficielle, *lui seul* reçoit *tous* les rayons qui le frappent :
les moins pénétrants, qui concentrent sur lui toute
leur action, et les plus pénétrants, qui, sans l'in-
fluencer autant que les premiers, ne sont pas néanmoins totalement inactifs.

De cette proposition il semblerait possible d'inférer que l'action des rayons X soit facilement locali-
sable aux organes internes, en n'employant que des
rayons très pénétrants qui, à peu près sans effet
sur la peau, n'exerceraient leur activité que sur les
plans sous-jacents. — Or, en pratique, ces conditions

sont très difficiles à réaliser. Il faudrait, en effet, savoir exactement quel degré de pénétration employer pour agir efficacement à telle ou telle profondeur, détermination rendue bien délicate étant donnée la constitution même du corps humain dont le tégument est doublé, suivant les régions, soit de tissu adipeux, soit de tissu osseux, de tissu musculaire, etc. Il faudrait enfin déterminer et le coefficient de réceptivité individuelle de chacun de ces tissus, et leur épaisseur respective dans les différentes parties du corps susceptibles d'être irradiées. On voit combien la tâche serait ardue...

Ne possédant pas ces données, il faudrait, théoriquement, employer des rayons qui ne soient ni trop pénétrants, car ils traverseraient tous les organes sans agir sur ceux qu'on désire traiter, — ni trop peu pénétrants, car alors leur action s'épuiserait avant d'avoir rencontré le plan sur lequel on veut la porter. De toutes façons, on arriverait à produire des accidents sur la peau avant d'avoir modifié d'une façon appréciable les organes profonds.

On a bien, il est vrai, préconisé l'emploi de lames métalliques, d'épaisseurs très réduites, destinées à arrêter au passage les rayons peu pénétrants et à en préserver la peau. Nous avons obtenu, par ce moyen quelques bons résultats, — notamment pour l'irradiation d'adénites bacillaires dont nous avons simultanément traité plusieurs cas, les uns directement, les autres avec interposition d'une lame de plomb de 1/10 de millimètre d'épaisseur.

Ces dernières ont guéri ou ont été améliorées sans réaction cutanée marquée ; parmi les autres, nous avons eu deux cas d'ulcération de la peau. Et ces lésions étaient sous-cutanées ! Que dire alors de la radiothérapie vraiment profonde ?... Quoi qu'il en soit, il y a là une indication intéressante, qui demande à être étudiée et précisée.

Mais, sans parler de radiothérapie, il est incontestable que les rayons X ont, sur certains organes, une action assez bien définie.

On ne peut leur dénier une action calmante et antispasmodique sur le *système nerveux périphérique* lorsqu'ils sont absorbés par petites doses. La preuve en est dans l'effet si rapide de quelques faibles irradiations sur les prurits et certaines névralgies.

L'action des rayons sur les *testicules* paraît également, à l'heure actuelle, assez bien établie. Les expériences pratiquées par Albers Shœnberg et Frieben sur des cobayes ont démontré que des expositions prolongées aux radiations de Rœntgen troublent la spermatogénèse et peuvent amener la stérilité définitive par azoospermie. Mais, dit Belot, « il n'est pas irrationnel d'admettre que des irradiations modérées bien conduites puissent avoir une action stimulante sur la sécrétion testiculaire ! On sait en effet qu'une dose légère stimule la bio-activité de certaines cellules, tandis que ces mêmes éléments cellulaires sont sidérés ou détruits par une quantité plus élevée ».

Sur la *rate* ainsi que sur tous les organes contenant du *tissu lymphoïde*, les rayons X ont une action très nette et très rapide, qui se manifeste par la destruction des cellules lymphatiques et la phagocytose de leurs noyaux. C'est de cette constatation qu'ont procédé les essais de radiothérapie sur les leucémies, essais qui ont été le plus souvent couronnés de succès.

L'œil paraît assez résistant à l'action des rayons. En effet, la plupart des cas de conjonctivites graves et de lésions sévères du fond de l'œil relatés dans la littérature semblent se rapporter à des expérimentateurs qui se sont livrés à des radioscopies très nombreuses et ont exposé leurs yeux journellement, durant des heures entières, aux radiations. Mais dans les circonstances ordinaires, nous avons maintes fois constaté — après bien d'autres — que l'organe de la vision ne se trouvait nullement altéré par des expositions capables de produire, sur la peau environnante, une réaction assez vive.

L'ensemble des effets produits par les rayons X sur *la peau et ses annexes* constitue une série de données actuellement bien connues, étudiées et minutieusement décrites par un grand nombre d'auteurs.

La première question qui se pose est de savoir comment se distribue et où se limite, en surface, l'action des rayons. Depuis longtemps, l'expérience a montré que les radiations n'agissent que sur les parties qu'elles ont frappées, et là seulement. Si donc on irradie une surface de peau limitée par les contours d'un orifice découpé dans une feuille de plomb d'épaisseur convenable, on verra la réaction se produire sur les seuls points découverts. Les parties voisines, protégées par l'écran métallique, ne présenteront aucune modification, et la peau de la première région s'en différenciera très sensiblement par l'aspect spécial de l'érythème réactionnel, suivant une ligne de démarcation nette, sans zone de transition.

Indépendamment de la quantité de rayons absorbée en moyenne sur une surface cutanée, la réaction sera plus forte sur les points les plus rapprochés de l'anticathode : c'est la conséquence de la loi du carré de la distance. Pour la même raison les rayons rasants sont les moins actifs.

Disons de suite que, d'une manière générale, les rayons de Rœntgen impressionnent d'une façon élective les tissus pathologiques, et plus énergiquement que les tissus sains. Nous nous réservons d'ailleurs de revenir en détail sur ce point à propos de l'effet des radiations sur les différentes maladies cutanées.

Même sur la peau saine, on a observé des différences sensibles dans le degré de réaction, pour une quantité identique de rayons X absorbée, suivant le siège de la surface irradiée. La peau de la face, — et surtout du menton, — des plis de flexion, des régions scrotale et inguinale et des parties pilifères en général, réagit le plus vivement, notion dont il faut tenir compte dans l'application de la radiothérapie.

La réaction consécutive à une séance d'exposition aux rayons ne se manifeste pas immédiatement : ce n'est qu'après un *stade de latence* de quelques jours en général qu'on la voit apparaître. L'appréciation de cette période pré-réactionnelle varie beaucoup suivant les auteurs. Pour Oudin, elle ne serait que de vingt-quatre à trente-six heures, au bout desquelles apparaîtrait un léger érythème qui va s'accentuant pendant deux ou trois jours ; d'autres lui attribuent sept à huit jours ; d'autres encore la prolongent à dix, douze, quatorze jours. En réalité, et tous les auteurs s'accordent aujourd'hui sur ce point, la durée du stade de latence dépend de plusieurs conditions : une sensibilité individuelle, sorte *d'idiosyncrasie ;* la quantité de rayons absorbée ; la région du corps irradiée ; la nature même de l'affection traitée. De ces facteurs, celui qui influe le plus est la dose absorbée.

« Plus forte est la dose appliquée dans une séance, plus courte est la période de latence, plus vive est la réaction et plus longue est sa durée », a dit Kienbœck.

Cette notion a une importance capitale en radiothérapie, car des irradiations consécutives cumulent leurs effets et, si elles ne sont pas espacées à des intervalles suffisants pour permettre à la réaction de naître et de s'éteindre entre chacune d'elles, des accidents ne tardent pas à éclater, d'autant plus graves que les séances auront été plus fortes et plus rapprochées.

Béclère compare fort justement cette action cumulative des rayons X à celle de la médication mercurielle.

Il se produit parfois, quelques heures après l'irradiation, un phénomène qui a pu être confondu avec la réaction radiodermique, quoiqu'il en soit, en réalité, indépendant : nous voulons parler de *l'érythème primitif*. Assez souvent constaté, cet érythème peut être assez intense, mais disparaît en général au bout de quarante-huit heures, et n'est suivi qu'à plusieurs jours d'intervalle de la véritable réaction.

« Ce fait a été expliqué par quelques auteurs par l'action de rayons inconnus qui émaneraient de la couche violette qui colore les vieux tubes de Rœntgen. » Schmidt discute cette opinion, et rattache l'érythème primitif à une idiosyncrasie particulière à certains individus.

D'après Belot, il s'agirait peut-être d'un effet analogue à celui que produit le coup de soleil, dû aux rayons lumineux qu'émet l'anticathode portée à l'incandescence.

Or, nous avons observé plusieurs fois ce phénomène, qui nous a, dans deux cas, particulièrement frappé par son intensité. Il s'agissait d'irradiations de force moyenne (4 à 5 H.), faites avec des ampoules Müller presque neuves, dont l'anticathode ne rougit pas. Donc, ici, les deux hypothèses dont nous venons de parler n'étaient pas applicables. Mais l'une des irradiations avait été faite sur la région zygomatique, l'autre sur la région trochantérienne, e'est-à-dire sur des surfaces cutanées doublées, à peu de profondeur, de tissu osseux. Nous avons pensé qu'en l'espèce l'érythème primitif avait pu être provoqué par une abondante émission de rayons secondaires au niveau de ces plans résistants et peu perméables aux rayons X faibles : le trochanter et l'arcade zygomatique. Nous nous empressons d'ajouter que cette supposition n'a pas la prétention d'exclure celles que nous avons citées.

La réaction radiothérapique vraie peut présenter deux degrés, suivant que l'irradiation à laquelle elle succède a été faible ou forte : dans le premier cas, elle se manifeste sous la forme d'un érythème simple ; dans le second, sous la forme d'un érythème vésiculeux prurigineux. Les réactions plus intenses constituent les radiodermites, que nous étudierons plus loin.

Les nombreuses expériences de Scholtz et les examens histologiques des tissus irradiés ont éclairé le processus des réactions dues aux rayons X.

Les éléments cellulaires, les premiers influencés, subissent une dégénérescence progressive qui atteint d'abord les cellules de l'épiderme pour s'étendre ensuite aux cellules glandulaires, et secondairement seulement aux vaisseaux. Les éléments constituant les couches sous-jacentes à la peau ne dégénèrent que plus tard.

La réaction inflammatoire se traduit par la vasodilatation des petits vaisseaux sous-cutanés et l'afflux des leucocytes.

Ce mécanisme, qui explique la stimulation, pour ainsi dire, des agents de défense naturels des tissus, rend en même temps compte de deux phénomènes qu'on a souvent l'occasion de constater sur les surfaces qui ont reçu un certain nombre d'irradiations : la *pigmentation* et les *télangiectasies sous-cutanées*.

La pigmentation peut s'expliquer par l'imprégnation des cellules par des matières colorantes du sang plus ou moins modifiées, des pigments entraînés par la migration des leucocytes.

Les varicosités sous-cutanées ne traduisent que le passage à l'état permanent d'un stade primitif de la réaction, par suite d'une action prolongée de l'agent causal. C'est, en effet, à la suite de longues séries d'irradiations que ce phénomène acquiert le plus d'intensité.

Les *productions épidermiques* annexées à la peau, le *système pileux* en particulier, se montrent fort sensibles à l'action des rayons X.

L'absorption d'une certaine quantité de radiations *sidère* le follicule pileux. Le poil tombe, mais repousse au bout d'un certain temps. Une quantité plus forte *détruit* le follicule, et le cheveu ne repousse pas.

Sabouraud explique ce phénomène de la façon suivante (1) :

---

1. Cité par Belot, *in Traité de Radiothérapie*.

« La papille pilaire est d'une extrême sensibilité ;
nombre de causes connues suspendent sa fonction
créatrice du cheveu ; et toute suspension totale de sa
fonction implique la mort et la chute du cheveu. Ainsi
est-il fréquent de voir tomber, autour d'un furoncle
par exemple, une couronne de cheveux qui d'ailleurs repousseront. On dit que la papille a subi
une sidération momentanée. Il est certain que les
rayons X produisent une semblable sidération des
papilles qu'ils ont touchées. Elles cessent progressivement leur fonction. Les cheveux qu'elles créaient
enregistrent cette mort lente, par un effilement pro-
gressif de leur partie radiculaire. Quand la papille
cesse tout travail, le cheveu cesse d'être. Ce n'est
plus qu'un corps étranger : le doigt de gant épidermique qui le contient l'élimine alors peu à peu, en
s'effaçant au-dessous de lui. Après un temps, un
bourgeon épithélial massué se reforme obliquement
à la place du follicule atrophié. Son renflement
devient une nouvelle papille sécrétant un nouveau
cheveu. »

Les *ongles* et les *productions cornées* subissent des
réactions analogues sous l'influence des radiations.

II

Les Radiodermites

Il est classique de décrire, deux types de radio-

dermites : celles des opérateurs et celles des opérés.
Nous ne dirons rien des premières, pour la bonne
raison qu'elles ont perdu, à l'heure actuelle, leur
droit de cité parmi nous, grâce à l'arsenal des appareils de protection dont l'ingéniosité des praticiens
et des constructeurs ont peuplé nos laboratoires. On
ne peut malheureusement pas encore en dire autant
de la seconde catégorie.

Théoriquement, la radiodermite est constituée
par la réaction cutanée qui se produit consécutive-
ment à l'absorption d'une quantité trop forte de
rayons X.

Nous avons déjà cité quelques-uns des facteurs
qui participent à sa genèse : sensibilité particulière
de certaines régions cutanées, applications trop
rapprochées les unes des autres, séances trop
fortes ; nous y ajouterons l'exagération de la sensibilité que prend la peau après avoir reçu un
certain nombre d'irradiations. C'est le phénomène
exactement opposé à l'accoutumance. Il n'est pas
rare, en effet, de voir des malades supporter sans
réaction vive des quantités de 4 et 5 H aux premières séances, et présenter une radiodermite à
la cinquième ou sixième exposition, où on ne leur
a fait cependant absorber que 3 H.

A côté des radiodermites accidentelles, il en est
d'autres, voulues et provoquées à dessein par l'opérateur, dans le but d'agir énergiquement sur une
lésion tenace ; celles-ci ne sont en somme[que des
réactions thérapeutiques fortes.

Les radiodermites n'aboutissent, en général, aux formes ulcéreuse et escarrifiante qu'après les stades d'érythème simple et d'érythème vésiculeux. Mais on en a vu, assez rarement à la vérité, débuter brusquement par des phénomènes d'ulcération et de pertes de substance sur une peau saine en apparence jusque-là, alors qu'un temps assez long s'était écoulé depuis la dernière irradiation.

Dans ces observations, le rôle déterminant d'un traumatisme est assez fréquemment noté et peut s'expliquer par la création, sur une peau antérieurement irritée par l'absorption d'une grande quantité de radiations, d'un terrain de moindre résistance. D'où le danger des interventions chirurgicales pratiquées sur des régions récemment irradiées, alors que la peau n'a pas encore eu le temps de récupérer ses moyens de défense naturels.

Les radiodermites, on le conçoit facilement, n'ont pas toutes la même intensité ; et, suivant la profondeur à laquelle elles étendent leur action destructive sur les tissus, on les a cataloguées en catégories de degrés différents, de la même façon que les classiques ont fait des brûlures.

Nous empruntons les éléments de la description des symptômes et de l'évolution des radiodermites à l'excellent article de M. Oudin, dans le *Traité de Radiologie* publié sous la direction du professeur Bouchard.

La *première période* est caractérisée par *l'érythème*, que nous avons déjà cité. Cet érythème est le plus souvent uniforme, rosé, sans caractères spéciaux, et reproduit le type de l'érythème solaire. D'allure très bénigne, il ne s'accompagne pas de chute des poils et n'occasionne que de légères démangeaisons.

A la *deuxième période*, sa coloration s'accentue. En même temps le prurit augmente et devient rapidement impérieux ; les lésions de grattage en sont bientôt la conséquence. Puis, sur le fond rouge vineux de l'érythème se dessinent des élevures d'apparence papuleuse, qui ne tardent pas à prendre l'aspect et les caractères de *bulles* et de *phlyctènes* dont le contenu, d'abord séreux, se trouble et devient purulent. Lorsque la réaction s'arrête à cette période, au bout de dix à quinze jours la peau se sèche, et reprend petit à petit son aspect normal, mais reste presque toujours plus ou moins *pigmentée*. Cette pigmentation, plus accentuée chez les individus bruns, peut s'étendre au pourtour de la surface soumise aux rayons, sur une étendue de quelques centimètres, et persister pendant un certain temps. Elle ne disparaît, dans quelques cas, qu'au bout de plusieurs mois, par une desquamation épidermique en larges plaques.

C'est également à ce stade que se produirait, d'après Oudin, l'*épilation*. Mais nous savons maintenant qu'on peut l'obtenir sans faire subir à la peau une réaction dépassant l'érythème simple.

A la *troisième période* appartient l'*ulcération superficielle*, qui est l'expression de la destruction de l'épiderme, la couche de Malpighi restant intacte. C'est ce degré de réaction qu'on est obligé d'atteindre dans le traitement de certains lupus.

La radiodermite, à ce stade, présente encore l'aspect d'une bénignité souvent trompeuse et qui ne doit en rien faire préjuger d'une issue favorable.

Le fond de l'ulcération, d'une teinte rouge plus ou moins foncée, suppure rarement, même en cas d'inobservation absolue des lois de l'antisepsie : c'est l'un de ses principaux caractères. Les bords en sont irrégulièrement découpés, taillés à pic, d'un rose nacré. — Au bout de quelques jours, quelques îlots de cicatrisation apparaissent au centre de la plaie.

Dans les cas favorables, ce processus gagne de proche en proche et l'ulcération se ferme en un laps de temps variable, mais rarement inférieur à quelques semaines. La cicatrice formée est lisse, blanche et souple, mais fragile. Dans le cas contraire, on constate, en peu de jours, un changement d'aspect dé la plaie dont le fond devient lisse, rouge brun avec, en certains points, des taches jaunes ou brunes. Les douleurs reparaissent, plus profondes, plus violentes, irradiées parfois assez loin de leur foyer initial.

Ces signes annoncent le début de la quatrième période, d'*escarrification* Les douleurs deviennent intolérables, ne respectant pas même les parties mortifiées et en voie d'élimination. Des sillons profonds se creusent dans la plaie, limitant entre eux les escarres, qui ne tombent qu'au bout d'un temps souvent fort long.

L'*ulcération profonde* qui résulte de leur chute (5ᵉ période) ne se cicatrise qu'avec une lenteur désespérante, en dépit de toutes les médications. Et ce n'est qu'au bout de longs mois que se forme une cicatrice définitive, mince et blanchâtre, fragile, à bords arrondis, dont la consolidation et la rétraction elles-mêmes ne s'achèvent que très lentement.

Des complications viennent encore, dans quelques cas, assombrir le pronostic des radiodermites. La plus grave est la transformation épithéliomateuse des tissus atteints, dont quelques observations ont été publiées. Nous rappellerons à ce propos la fin lamentable du constructeur R..., mort récemment d'un épithélioma greffé sur une radiodermite chronique.

Un traitement rationnel et vraiment efficace des radiodermites reste encore à trouver.

Il va sans dire que la cessation immédiate des irradiations s'impose dès l'apparition des premiers accidents.

Quant aux traitements topiques, on en a essayé et préconisé un grand nombre : toutes les pommades antiprurigineuses, cicatrisantes et antiseptiques ; le thiol liquide qui, suivant Ali Krogius, serait particulièrement recommandable ; enfin l'électricité sous diverses formes : courants de haute fréquence, bains hydro-électriques.

M. Bar eut l'ingénieuse idée de traiter une vaste ulcération radiodermique par la lumière rouge, et la guérison survint rapidement.

Dans un cas de radiodermite superficielle ulcérative assez étendue, nous avons appliqué, sur le conseil de notre maître M. Balzer, des compresses imbibées d'une solution aqueuse d'alun à 1/100 : la guérison fut obtenue en moins de quatre semaines.

En résumé, contre la radiodermite déclarée le médecin ne peut guère agir. C'est donc sur les moyens de la prévenir et de l'éviter qu'il doit surtout concentrer ses efforts.

III

MOYENS DE PROTECTION

La pratique journalière de la radiographie et surtout de la radioscopie met les opérateurs dans l'obligation de se protéger d'une façon rigoureuse contre les accidents qui ne manqueraient pas de résulter pour eux d'expositions fréquentes et parfois prolongées aux rayons de Rœntgen.

Les paravents doublés d'une lame de plomb et percés d'une fenêtre fermée d'un verre à base de silicate de plomb leur permettent de surveiller le fonctionnement d'un tube tout en les soustrayant entièrement à l'action des radiations.

D'autre part, pour les manœuvres qui exigent une intervention active, ils protègent leurs mains à l'aide de gants rendus imperméables aux rayons soit par des lamelles de plomb fixées sur eux, soit par de petits sacs remplis de sous-nitrate de bismuth et cousus sur les parties qui recouvrent la face dorsale des doigts et de la main.

Le port de lunettes à verres plombifères leur permet de se livrer aux examens radioscopiques sans danger pour leurs yeux.

Un tablier de plomb assure la protection de leurs testicules.

Les étoffes et tissus feutrés ou caoutchoutés, vendus fort cher par certains industriels et garantis *anti-X*, sont absolument inefficaces. Nous en avons examiné un certain nombre d'échantillons à l'écran fluorescent sans en trouver un seul qui soit réellement imperméable aux rayons.

Tout ce luxe de précautions, nécessaire au radiographe, est devenu inutile au radiothérapeute depuis l'invention et la construction des appareils de protection actuellement en usage, qui soustraient à l'action des rayons X et l'*opérateur* et les parties saines de l'*opéré*.

Tels sont le localisateur en verre plombifère de la maison Radiguet, le localisateur de Belot, le localisateur de Drault.

Le premier de ces appareils consiste simplement en une demi-sphère creuse, en verre anti-X, dans laquelle on introduit la partie de l'ampoule par laquelle sortent les rayons. Le tube est maintenu dans cette position par deux courroies qui le fixent contre la face concave du localisateur.

Le centre de l'hémisphère est percé d'un orifice sur

lequel peuvent s'adapter des cylindres en verre également anti-X, de différents diamètres, qui permettent de localiser le faisceau de rayons à une surface d'étendue convenable. Le tout est porté sur un pied dont les articulations permettent d'orienter l'ampoule dans toutes les positions.

Le localisateur de Belot ainsi que celui de Drault sont constitués essentiellement par des boîtes métalliques doublées, à l'intérieur, d'une couche isolante d'ébonite, et dans lesquelles l'ampoule se trouve complètement enfermée. Une ouverture sur laquelle on peut fixer des cylindres localisateurs de différents diamètres, donne issue au faisceau de rayons.

En outre, le modèle de Drault, très robuste et très perfectionné, est muni d'un diaphragme-iris, d'un indicateur d'incidence des rayons minutieusement réglé, et d'un système de poulies et de crémaillières grâce auquel on peut, par une manœuvre très simple, modifier à volonté la position de l'appareil.

Dans les cas où l'on fait agir les rayons sans se servir d'un localisateur, il faudra protéger les parties saines de l'opéré par des lames de plomb convenablement disposées, et se placer soi-même derrière l'anticathode afin de se soustraire aux radiations.

La protection obtenue à l'aide d'emplâtres au sous-nitrate de bismuth et aux sels de plomb est notoirement insuffisante.

Le thiol, appliqué en badigeonnages sur les parties saines au pourtour de la lésion à traiter, serait, paraît-il, assez imperméable aux rayons X pour réaliser une protection suffisante.

IV

Méthodes d'application de la Radiothérapie

Les méthodes d'application de la radiothérapie cutanée dépendent de quatre facteurs essentiels :

1º La distance de l'anticathode à la peau ;

2º Les dimensions de la surface irradiée ;

3º La qualité des rayons employés ;

4º La quantité des rayons absorbés.

Les deux premiers facteurs doivent être, à notre avis, solidaires l'un de l'autre. Il ne nous semble pas utile de s'obliger à placer l'anticathode à une distance toujours fixe et immuable de la peau. Cette distance nous paraît devoir être déterminée, dans chaque cas particulier, de telle façon que tous les points de la surface irradiée reçoivent une même quantité de rayons, dans le minimum de temps. Il est évident que, s'il s'agit d'une lésion étendue, l'ampoule ne devra pas en être trop rapprochée. Mais dans le cas d'une lésion peu étendue, il y aura intérêt à rapprocher l'ampoule, tout en assurant une répartition uniforme de l'éclairage sur tous les points à traiter. Cette façon de procéder permet à l'opérateur de réduire au minimum la durée des séances, ce qui est avantageux à plus d'un titre. Il suffit de pouvoir, dans ces conditions, évaluer avec précision les quantités de rayons absorbées, pour agir avec une sécurité absolue.

Voici la méthode à laquelle nous nous sommes, personnellement, arrêté pour nos traitements d'hôpital :

Pour *chaque nouvelle ampoule* mise en usage, nous déterminons — une fois pour toutes — le temps nécessaire à obtenir la teinte échelle de Sabouraud et Noiré, la pastille étant à 8 centimètres de l'anticathode, et la longueur de l'étincelle équivalente, que nous maintiendrons toujours constante, étant de 9 centimètres (ce qui correspond, sur notre installation, à des rayons n° 5). Toutes les autres conditions d'ampérage, de voltage et d'instrumentation restent toujours les mêmes.

On sait que le virage de la pastille radiométrique obtenu à une distance de 8 centimètres équivaut à l'absorption de 5 H par la peau placée à 15 centimètres de l'anticathode. Nous inscrirons ces indications sur une étiquette qui, collée à l'ampoule, restera notre guide pour les irradiations suivantes.

Supposons, par exemple, que nous ayons obtenu 5 H à 15 centimètres, en trente minutes.

Si, par la suite, nous voulons opérer à 10 centimètres de l'anticathode — distance qui nous paraît la plus réduite possible, étant donné le diamètre de nos ampoules — il nous sera facile de déterminer le temps de pose nécessaire pour faire absorber 5 H. dans ces nouvelles conditions. Etant donné que la quantité de rayons absorbée est inversement proportionnelle au carré de la distance à laquelle ils sont émis, nous saurons que : diminuant cette distance de 1/3 (5 cm.), la quantité absorbée dans le même temps (3o minutes), sera, en chiffre rond, 8 H : ce qui donne 1 H en trois minutes et quarante-cinq secondes et 5 H en dix-sept minutes et vingt-cinq secondes.

Lorsque la surface à traiter présente une grande étendue, il est bon de la diviser en un certain nombre de parties que l'on irradiera séparément, en prenant soin de protéger les autres.

La *qualité* optima des rayons à employer, pour les lésions cutanées superficielles, correspond aux numéros 4, 5 et 6 du radiochromomètre de Benoît.

En cas d'infiltration du derme et de lésions sous-cutanées concomitantes, il est indiqué de faire absorber des rayons un peu plus pénétrants.

La *quantité* de rayons à faire absorber varie suivant l'effet qu'on veut obtenir, et dépend de la nature de la lésion à traiter.

L'expérience personnelle permet le plus souvent de déterminer *a priori* le nombre d'unités H qui sera nécessaire. La question qui se pose alors est la suivante :

En combien de séances faudra-t-il répartir cette quantité ?

Certains radiothérapeutes sont partisans des doses fractionnées ; d'autres préconisent les doses massives.

La première de ces deux méthodes consiste à faire

des séances courtes et fréquentes, jusqu'à l'apparition de la réaction désirée.

La seconde consiste à faire absorber, en une séance, une dose assez forte, et d'en attendre les effets avant de pratiquer une nouvelle irradiation.

C'est cette façon de faire qui tend, croyons-nous, à rallier le plus d'adeptes. Elle présente de sérieux avantages, en épargnant des déplacements au malade et en limitant le plus possible le temps perdu, pour lui comme pour le médecin. De plus, elle met à l'abri des accidents qui peuvent résulter de la cumulation que réalisent les séances fréquentes.

M. Béclère formule ainsi les règles de la méthode :

« 1º Faire absorber, à chaque séance, la quantité de rayons X maxima compatible avec l'intégrité du tégument, cutané ou muqueux ;

« 2º Mettre, entre les diverses séances, l'intervalle de temps minimum compatible avec l'intégrité du tégument, cutané ou muqueux.

« Pour l'application de la seconde des règles précédentes, ajoute-t-il, l'expérience m'a montré qu'en général il convient de mettre entre deux séances consécutives un intervalle de sept jours. »

La méthode de son élève Belot repose sur les principes suivants :

« Faire absorber à la peau le plus vite possible la quantité nécessaire pour obtenir la guérison, si cette quantité est compatible avec l'intégrité des téguments ; si elle ne l'est pas, donner à chaque séance, ou à chaque série de séances, la dose la plus élevée compatible avec l'intégrité de la peau ou du tégument.

« Séparer chaque nouvelle application par un intervalle de dix à vingt jours de repos. Ne recommencer que si la réaction est calmée ou en décroissance, et se guider, pour la quantité à faire absorber, sur l'état des tissus et sur celui de la lésion. »

La technique adoptée par Noiré est quelque peu différente. Alors que Belot fait des irradiations de 7 ou 8 H sur des lésions non ulcérées, et jusqu'à 10 et 11 H sur des lésions ulcérées, Noiré préfère ne pas dépasser, à moins de circonstances exceptionnelles, la dose indiquée par la teinte B de son radiomètre : 5 H. L'intervalle qu'il met entre les séances est de quatorze jours.

Nous avons suivi l'une et l'autre méthode, et nous restons, en fin de compte, partisan des doses moyennes que préconise Noiré, — du moins en général.

Nous sommes en effet convaincu que l'on peut agir efficacement sur presque toutes les lésions cutanées, sans jamais provoquer une réaction désagréable.

Nous mettons parfois, il est vrai, une, deux ou même trois semaines de plus pour arriver à la guérison, mais ce petit inconvénient nous semble bien préférable aux risques de radiodermite que font courir les fortes doses. Dans quelque cas que ce soit, jamais nous n'avons fait absorber à une lésion cutanée plus de 14 unités H par mois, et nous avons toujours mis entre nos séances un intervalle de neuf à dix-huit jours, en moyenne de deux semaines.

Nous n'avons pas lieu de nous plaindre des résul-tats de cette méthode, qui sont des plus encoura-geants. Sur les centaines de malades traités par nous à Saint-Louis nous avons enregistré de nombreuses guérisons, et pas un seul accident sérieux.

Mais nous ne venons d'indiquer que les grandes lignes de la technique. Un grand nombre de cir-constances peuvent contribuer à la faire modifier dans tel ou tel cas particulier, comme nous le mon-trerons dans quelques-uns des chapitres cliniques qui suivront.

Mais nous ne craignons pas de répéter, une fois de plus, que les deux seuls facteurs réellement inté-ressants de la radiothérapie sont la qualité des rayons et la quantité qu'on en fait absorber.

Il nous importe peu de savoir que tel opérateur s'est bien trouvé de l'emploi de la machine statique, tel autre de la bobine. Toutes les installations sont bonnes à qui sait s'en servir judicieusement et en tirer les meilleurs effets, car toutes ont, en somme, pour but d'aboutir à la production des mêmes rayons X dont il appartient au médecin de savoir doser exactement la qualité et la quantité, seuls ren-seignements importants à connaître dans l'exposé d'une observation clinique.

Troisième Partie

INDICATIONS CLINIQUES ET RÉSULTATS DE LA RADIOTHÉRAPIE DES MALADIES CUTANÉES

I

Il peut paraître étonnant, au premier abord, que les rayons X exercent une action modificatrice durable sur des lésions cutanées qui ne sont, pour ainsi dire, que l'expression d'une perturbation du chimisme interne et des troubles de la nutrition qui en résultent.

Et pourtant, l'expérience journalière démontre combien la radiothérapie, par son action uniquement locale, a facilement et rapidement raison, dans la plupart des cas, des placards d'eczéma chronique et de psoriasis rebelle qu'aucune médication topique n'avait réussi à faire disparaître. Sans doute, ces manifestations diathésiques finissent par créer, à la longue, des terrains de moindre résistance sur lesquels le traumatisme et les causes d'irritations professionnelles ou accidentelles, plus facilement actifs, font naître ou persister des lésions d'une ténacité désespérante, dont la cause immédiate nous paraît résider bien plus dans le mauvais état habituel du tégument que dans les fermentations gastro-intestinales. Cette conception admise, il semble légitime d'expliquer l'action favorable que la radiothérapie exerce dans ces cas par une stimulation de la bio-activité des cellules épidermiques et de la nutrition de la peau.

Quoi qu'il en soit, nous croyons qu'il sera toujours utile d'adjoindre au traitement par les rayons X les prescriptions d'une hygiène diététique sévère et d'une thérapeutique appropriée à l'état général.

Eczéma

Hahn et Albers Schœnberg publièrent, en 1901, les premières observations relatives à la radiothérapie de l'eczéma.

Après eux, Gron, Scholtz, Pusey firent connaître les bons résultats qu'ils obtinrent, tant au point de vue de la rapidité que de la stabilité de la guérison.

Plus récemment, Belot, dans son *Traité de Radiothérapie*, confirme ces indications par l'énoncé de quelques observations, et conclut en disant que seules les formes chroniques de l'eczéma lui paraissent justiciables des rayons X.

Leredde, dans deux communications qu'il fit à ce sujet, en avril 1905 et en janvier 1906, légitime la cure de l'eczéma par la radiothérapie en affirmant que la guérison complète est de règle après un petit nombre de séances.

Nous avons nous-même traité un grand nombre de cas d'eczéma chronique et nous avons *toujours* obtenu de bons résultats. Exceptionnellement la guérison ne fut pas complète, et rares furent les récidives.

Les quantités que nous avons fait absorber, presque toujours minimes, n'ont jamais dépassé 9 unités H.

OBSERVATION I

M. An..., vingt-trois ans, architecte.

Eczéma lichénifié du scrotum et de la partie supérieure des cuisses, datant de un an.

Beaucoup de prurit. Lésions de grattage.

Durée du traitement . . . 1 mois

Quantité absorbée. . . . 6 H.

Qualité des rayons . . . R. n° 5-6

Résultat. — Disparition du prurit dès la première séance. Guérison après deux irradiations, avec persistance d'une légère infiltration dermique.

OBSERVATION II

M. B..., vingt-cinq ans, sellier.

Eczéma séborrhéique, en plaques disséminées, de la face, du cuir chevelu et des oreilles, datant de six ans. Blépharite concomitante. Traité sans aucun résultat par le glycérolé cadique et le baume Baissade.

Durée du traitement . . . . . . 2 mois

Quantité absorbée { cuir chevelu . 3 H. face . . . . 7 H.

Qualité des rayons. . . . . . . R. n° 4-5

Résultat : Guérison complète. La blépharite elle-même a presque complètement disparu.

Nous avons pu éviter l'alopécie en ne soumettant le cuir chevelu qu'à des séances très faibles et espacées de quinze jours.

Le malade, revu six semaines après la fin du traitement, paraît définitivement guéri.

OBSERVATION III

F. B..., quinze ans.

Eczéma chronique de la face, des avant-bras et de la face dorsale des mains ayant résisté, depuis plusieurs mois, aux applications de pâte à l'oxyde de zinc et aux badigeonnages au nitrate d'argent.

Durée du traitement. . . . . 2 mois.

Quantités absorbées { face . . . 3 H. / avant-bras . 8 H.

Qualité des rayons . . . . . R. n° 4-5

Résultat : Guérison. Quelques petites fissures ont persisté sur la face dorsale des doigts.

Guérison définitive à la suite d'applications de pâte de zinc ichtyolée.

OBSERVATION IV

Mlle B..., dix-sept ans.

Eczéma suintant et croûteux du cuir chevelu, datant de deux ans. Séborrhée fluente. Alopécie disséminée.

Durée du traitement . . . . 2 mois

Quantité absorbée . . . . . 5 H.

Qualité des rayons. . . . . R. n° 4-5

Résultat : Après deux irradiations l'eczéma était presque guéri. Quelques jours après la troisième séance, le cuir chevelu était complètement décapé, mais les cheveux tombaient en grand nombre.

Cette alopécie, secondaire à l'application des rayons, resta stationnaire environ trois semaines.

On prescrivit la lotion excitante de l'hôpital Saint-Louis.

Six semaines plus tard, l'alopécie avait presque complètement disparu, et la guérison de l'eczéma persistait.

OBSERVATION V

M. B..., quarante-cinq ans, charbonnier.

Eczéma variqueux chronique de toute la partie inférieure de la jambe droite, datant de sept mois. Très prurigineux.

Durée du traitement. . . . . 40 jours
Quantité absorbée.   3 H (sur chaque face de la jambe)
Qualité des rayons. . . . . R. n° 4-5

Résultat : Le prurit disparaissait trois ou quatre jours après l'irradiation de chaque face de la jambe. Guérison complète, persistant un mois après la cessation du traitement.

OBSERVATION VI

M. C..., vingt-six ans, journalier.

Placard d'eczéma chronique du diamètre de 4×5 centimètres sur la cuisse gauche, datant de plusieurs mois. Ce placard représentait le reliquat d'un eczéma généralisé guéri par un traitement topique.

Durée du traitement . . . . . 15 jours
Quantité absorbée . . . . . . 3 H.
Qualité des rayons . . . . . R. n° 6

Résultat : Guérison, constatée quinze jours après l'irradiation.

OBSERVATION VII

Mme D..., vingt-huit ans.

Eczéma impétigineux de la face, des lèvres et des fosses

nasales, chez une strumeuse. Blépharite. Datant de quatre mois.

Durée du traitement . . . . . 1 mois

Quantité absorbée . . . . . . 4 H.

Qualité des rayons. . . . . . R. n° 4-5

Résultat : Guérison persistant un mois après. Il n'est resté qu'une rhinite légère.

OBSERVATION VIII

Mme L..., trente-sept ans, cuisinière.

Eczéma lichénifié des cuisses, des avant-bras et des mains. datant de cinq mois. Beaucoup de prurit.

Durée du traitement . . . . 25 jours

Quantité absorbée {cuisses . . 6 H. / avant-bras. 8 H

Qualité des rayons. . . . . R. n° 5

Résultat : Guérison. Le prurit avait disparu après une séance.

OBSERVATION IX

Mme L..., soixante et un ans, cuisinière.

Eczéma chronique, lichénifié, fissuraire, de la face dorsale des mains, datant de quatre ans.

Durée du traitement . . . . 15 jours

Quantité absorbée . . . . . 6 H.

Qualité des rayons. . . . . R. n° 5.

Résultat : Guérison

La malade, revue un mois plus tard, présentait de nouveau quelques fissures sur la face dorsale des doigts. Une irradiation (2 H) suffit à les faire disparaître. Applications de de pâte de zinc ichtyolée.

OBSERVATION X

Ernest P..., quatorze ans, peintre.

Eczéma chronique et récidivant — avec lichénification, croûtes et rhagades — des deux joues datant de l'âge de trois mois.

Durée du traitement . . .   1 mois
Quantité absorbée. . . .   7 H.
Qualité des rayons . . .   R. n° 4-5

Résultat. — Le malade, vu treize jours après la troisième irradiation, paraissait complètement guéri.

OBSERVATION XI

M. V..., vingt-huit ans, boucher.

Eczéma chronique, lichénifié, des coudes et des avant-bras, datant de deux mois. Beaucoup de prurit.

Durée du traitement. . .   5 semaines
Quantité absorbée . . .   9 H.
Qualité des rayons . . .   R. n° 5-6

Résultat. — Guérison, sans pigmentation.

Psoriasis

Nous croyons, avec Belot, que le psoriasis typique, lors de ses poussées inflammatoires, ne relève pas de la radiothérapie, qui doit être réservée aux formes rebelles, aux reliquats de placards épaissis et lichénifiés qui résistent depuis longtemps aux médications topiques.

Albers Schœnberg conseille d'irradier les éléments psoriasiques avec prudence, car la peau atteinte de cette affection réagirait avec une grande facilité à l'application des rayons X.

Williams, Scholtz, et en général tous les auteurs qui ont appliqué la radiothérapie au traitement du psoriasis, préconisent les irradiations de courte durée (quelques minutes), faites à une distance assez grande (20, 3o centimètres), et répétées fréquemment. Après avoir obtenu, par ce moyen, la guérison apparente des lésions, il serait bon de continuer pendant un certain temps le traitement topique afin de prévenir la récidive.

Une pigmentation assez accentuée de la peau à la suite des irradiations est notée dans les observations d'un grand nombre d'auteurs. Les recherches histologiques de Scholtz à cet égard n'ont pu conclure quant à la position exacte de ce pigment et à sa provenance. Kienbœck et Holzknecht conseillent de faire absorber des doses de 3 et 4 H en une séance sur les plaques chroniques.

D'après Montgomery et Ormsby, les résultats temporaires de la radiothérapie seraient bons le plus souvent, mais la récidive se produirait dans 5o o/o des cas. Ces auteurs préconisent les irradiations courtes et répétées.

Belot a obtenu ses meilleurs résultats en faisant absorber 4 à 6 H en une seule séance ou en deux séances séparées par un intervalle de vingt-quatre heures.

« Si les lésions sont facilement irritables, dit-il, la dose devra être légère (2 H) ; si elles sont en pleine irritation, avec poussées eczématiques, il faut calmer par les topiques habituels, avant de commencer le traitement. »

Le premier critérium de l'amélioration des plaques psoriasiques par les rayons X est la disparition du signe dit du « *coup d'ongle* ». Lorsqu'on soulève une squame, on ne voit plus apparaître au-dessous d'elle la gouttelette de sang caractéristique.

A mesure que l'amélioration s'accentue, la peau se sèche, les squames *taches de bougies* s'effritent et disparaissent, en même temps que se produit un certain degré de pigmentation de la peau. Enfin, une desquamation fine de la surface cutanée se fait, et la lésion paraît objectivement guérie.

Nous n'avons personnellement traité que quelques cas de psoriasis ; mais, d'après nos résultats, nous pensons qu'il faut faire absorber une quantité de rayons plus considérable que celles qui sont le plus fréquemment rapportées dans les observations. Le blanchiment de la lésion s'obtient, en effet, assez facilement ; mais la perspective d'une récidive imminente justifie l'application d'une ou deux irradiations supplémentaires sur les surfaces en apparence guéries.

OBSERVATION I

M. D..., vingt-sept ans, étudiant.

Psoriasis des coudes et de la face postérieure des avant-bras, datant de plusieurs années.

A résisté au glycérolé cadique et au baume Baissade.

<pre>
Durée du traitement .   .   .   6 semaines
Quantité absorbée.   .   .   .   14 H.
Qualité des rayons. .   .   .   R. n° 4-5
</pre>

Résultat. — Guérison ; sauf sur le coude gauche, qui porte encore quelques croûtelles. Une application de traumaticine chrysophanique complète la guérison.

Trois mois plus tard, pas de récidive.

OBSERVATION II

Mlle V..., vingt-quatre ans, couturière.

Psoriasis atypique de la face palmaire de la main et du poignet gauche, datant de plusieurs mois.

Aucune amélioration par les traitements topiques.

Durée du traitement. . . . 5 semaines
Quantité absorbée. . . . . 10 H.
Qualité des rayons. . . . . R. n° 5-6

Résultat. — La malade abandonne le traitement, après trois irradiations, en très bon état.

OBSERVATION III

M. L...., quarante-trois ans, voyageur de commerce.

Psoriasis généralisé, datant de quinze ans ; traité maintes fois à Saint-Louis, à d'assez longs intervalles.

L'huile de Cade est mal tolérée. Nous essayons la radiothérapie sur les cuisses.

L'irradiation (3 H. ; R. n° 5) a provoqué une telle poussée inflammatoire que nous n'avons pas fait d'autre séance.

Névrodermites. Lichens

Les lichens bénéficient en général très rapidement de la radiothérapie, mais les récidives paraissent relativement fréquentes.

Depuis les essais de Scholtz sur le lichen ruber planus, William Heeve, Pusey, Ulmann ont obtenu de bons résultats par la méthode des doses fractionnées en séances fréquentes.

Belot, dans une communication à l'Association française pour l'avancement des sciences (nov. 1904), rapporte deux cas de guérison de lichen plan : dans l'un, les doses absorbées ont été de 3 à 4 H par région irradiée ; dans l'autre, 10 H furent nécessaires.

Dans un cas de lichen corné, il obtint la guérison, au bout de trente jours, après avoir fait absorber 10 H en deux séances consécutives, à vingt-quatre heures d'intervalle.

La prurit disparaît en général le lendemain ou le surlendemain de la première irradiation, pour reparaître quelques jours plus tard.

Les papules s'affaissent assez rapidement, et, une dizaine de jours après l'exposition aux rayons X, une fine desquamation se fait à leur niveau, à la suite de laquelle la lésion disparaît en laissant, le plus souvent, une pigmentation accentuée, qui met plusieurs semaines à s'atténuer et à disparaître.

L'infiltration dermique est le symptôme qui cède le dernier. Souvent, une ou deux irradiations faibles sont nécessaires, après la guérison des lésions papuleuses, pour en avoir raison. Notre expérience personnelle nous a permis de reconnaître à la radiothérapie une action énergique et rapide sur les lichens, surtout si l'on y associe le traitement arsénical et les douches froides.

Dans les observations que nous citons, les rayons X ont été appliqués seuls, sans l'adjonction de la médication interne ni des topiques.

OBSERVATION I

Mme L..., trente-neuf ans, ménagère.

Lichen simplex occupant la partie supérieure de la face interne des cuisses, en deux placards symétriques (Diamètre = 15 × 13 cm.), datant de trois ans. Très prurigineux ; nombreuses lésions de grattage.

Durée du traitement. . . . . . 2 mois

Quantité absorbée { cuisse droite.   8 H. — cuisse gauche. 10 H.

Quantité de rayons. . . . . . R. n° 6

Résultat : Cuisse droite : Disparition du prurit après la première séance. A la troisième (8 H.), état parfait : les papules sont aplaties, l'infiltration a disparu. Pigmentation assez marquée.

Cuisse gauche : Le prurit n'a cédé qu'à trois irradiations. Les papules avaient disparu à la quatrième (10 H.).

Un mois après, petite récidive, dont une séance (3 H.) eut raison.

OBSERVATION II

M. M..., vingt-sept ans, tôlier.

Petit placard de lichen, saillant, sur la région trochantérienne gauche (Diam. = 5 × 5 cm.), datant de deux ans. Très prurigineux.

Durée du traitement. . . . 1 mois
Quantité absorbée. . . . . 13 H.
Qualité des rayons. . . . . R. nᵒ 6-7

Résultat : Disparition immédiate du prurit.

Guérison complète après quatre irradiations, mais il subsiste une forte pigmentation.

OBSERVATION III

M. P..., trente-sept ans, employé de chemin de fer.

Lichen plan du coude et de l'avant-bras droit (Diamètre = 10 × 5 cm.), datant de sept à huit ans. Beaucoup de prurit.

Durée du traitement. . . 5 semaines
Quantité absorbée . . . 12 H.
Qualité des rayons. . . R. nᵒ 6

Résultat : Guérison, avec peu de pigmentation.

Prurits et Prurigo

Il nous paraît cliniquement logique de placer à la suite des dermatoses diathésiques et des névrodermites l'étude de l'action et des effets des rayons X sur le *prurit*, qui est le signe fonctionnel le plus habituel, sinon constant, de ces affections. Comme nous l'avons vu, c'est lui que la radiothérapie fait disparaître le plus rapidement, et par de très faibles doses. Il est donc très naturel que l'on ait eu l'idée d'appliquer les rayons de Rœntgen au traitement des prurits non associés à des lésions cutanées : les prurits dits essentiels, le prurit diabétique, le prurit sénile, etc.

Avant la radiothérapie, l'électricité statique et l'effluvation de haute fréquence étaient employées avec succès, mais l'amélioration ne se manifestait qu'au bout d'un certain nombre de séances, et la disparition totale des sensations subjectives n'était obtenue qu'aux prix d'un traitement fort long.

Sjœgren et Sederholm, Scholtz, Pennington ont obtenu, par de faibles doses de rayons X, une guérison rapide, et durable dans la plupart des cas de prurits ano-vulvaires existant depuis des années.

Delherm et Laquerrière, au Congrès de Grenoble (1904), ont publié l'observation de deux cas semblables, où la statique et la haute fréquence avaient échoué, et que six irradiations de très faible intensité guérirent.

Oudin et Belot ont obtenu les mêmes succès dans le prurit *sine materia* et les prurits avec lichénification.

Les doses à faire absorber doivent être faibles (3 à 4 H suivant Belot), et les séances espacées à quelques jours d'intervalle, une semaine en moyenne.

Nous avons traité une dame âgée, atteinte d'un prurit ano-vulvaire intense (probablement d'origine rénale — albuminurie) datant de deux ans. La malade en était arrivée à ne pouvoir dormir qu'une heure ou deux par nuit et se cachectisait rapidement. Le périnée était strié de lésions de grattage et le tégument de cette région assez profondément lichénifié. Trois irradiations, de 1 H chacune, faites à intervalles de sept jours, amenèrent la disparition des démangeaisons.

Deux autres séances de 2 H faites à quatorze jours d'intervalle, firent disparaître la lichénification.

La malade, revue plusieurs fois depuis quatre mois, paraît définitivement guérie.

Les rayons X paraissent avoir, dans les cas de cet ordre, une action sédative sur le système nerveux périphérique, un effet analgésique vraiment remarquable. On commence d'ailleurs à connaître les succès de la radiothérapie sur les névralgies dentaires et faciales rebelles à tous les traitements médicaux et chirurgicaux.

Le **prurigo** paraît, au même titre que les prurits, justiciable de la radiothérapie.

Belot a obtenu un résultat rapide et complet chez un enfant en bas âge atteint de prurigo de Hébra. Une seule irradiation (4 H. R. n° 4-5) sur chaque région fut suffisante. Un mois plus tard le prurit n'avait pas reparu et la peau avait repris son aspect normal, avec une très légère pigmentation.

Une autre observation du même auteur, publiée dans les *Annales de Dermatologie et de Syphiligraphie* (1904) rapporte un succès obtenu par une seule irradiation (5 à 6 H. R. n° 4-5).

L'urticaire nous paraît relever également de la radiothérapie, mais les documents manquent encore à ce sujet.

II

MALADIES DU SYSTÈME PILEUX ET DU SYSTÈME GLANDULAIRE

L'action sidérante et destructive exercée par les rayons X sur le système pileux fut chronologiquement l'un des premiers faits constatés par les expérimentateurs, et constitua, au début de la radiothérapie, sa principale indication.

Nous savons, à l'heure actuelle, grâce aux perfectionnements apportés à la technique, graduer les effets de cette action dépilante, de façon à en obtenir une alopécie temporaire ou une alopécie définitive.

D'autre part, l'expérience a permis également d'établir que l'absorption d'une quantité minime de rayons X stimule au contraire la bio-activité du follicule pileux et de ses annexes.

Les glandes de la peau, et en particulier les glandes sudoripares, subissent, sous l'action des rayons, des modifications comparables à celles dont le follicule pileux est susceptible, et dont les termes ultimes sont leur atrophie et leur destruction.

Nous nous proposons donc de ranger en trois groupes les affections dans lesquelles les rayons X agissent en tant que modificateurs du système pilo-glandulaire : le premier comprendra celles où la radiothérapie utilise les propriétés *dépilantes* des rayons ; le second, celles où elle met en œuvre leurs propriétés *stimulantes* ; dans le troisième enfin nous rangerons l'hyperhydrose, sur laquelle les radiations paraissent agir en *atrophiant les glandes sudoripares*, et les acnés, qui sont modifiées vraisemblablement et par l'épilation et par *l'atrophie des glandes sébacées*.

1° **Les rayons X, agent dépilant**

Dans la grande majorité des cas, c'est une alopécie transitoire que le radiothérapeute cherche à obtenir.

Mais il en est où les considérations de l'esthétique et parfois les conditions anatomiques réclament une alopécie définitive.

C'est ceux-ci que nous envisagerons tout d'abord.

§ I.

Hypertrichose

Dans les cas d'exubérance du système pileux se manifestant par la présence de poils disgracieux

sur le visage ou sur le corps, nous distinguons deux
variétés : ou bien on a affaire à des poils peu nombreux et gros, ou bien, au contraire, les surfaces
velues sont considérables, les poils fins et serrés. La
seconde variété relève seule, à notre avis, de la
radiothérapie. Dans la première, en effet, l'électrolyse
du bulbe pileux pratiquée, comme le conseille
Brocq, avec l'aiguille négative, facilement applicable et sûre dans ses résultats, nous paraît bien préférable.

Les raisons qui nous font préciser d'une façon
aussi catégorique l'indication de la radiothérapie
pour le cas qui nous occupe sont les suivantes :

Les régions où l'hypertrichose choque habituellement l'esthétique, par conséquent celles que vise le
traitement, sont recouvertes d'une peau fine et très
sensible à l'action des rayons X (face, seins, aisselles,
avant-bras). Or, il est nécessaire de leur faire
absorber des quantités relativement considérables
de radiations pour arriver à la dépilation définitive.
Il s'ensuit que les modifications apportées, de ce
fait, au tégument, peuvent revêtir une forme plus ou
moins accentuée et lui donner un aspect pour le
moins aussi peu agréable que celui qu'il avait
auparavant. En admettant même, avec Freund, la
rareté des modifications éléphantiasiques et scléreu-
ses signalées par Balzer et Monseaux, Barthélemy,
Hallopeau et Gadeau, il nous reste à craindre — et
à éviter — : les érythèmes, parfois intenses ; les pig-
mentations, en général très marquées chez les per-

sonnes brunes, et qui persistent un certain temps, quelquefois même pendant des mois ; la couperose et les petites varicosités sous-cutanées dont nous avons parlé ailleurs ; enfin, l'aspect atrophique de la peau, qu'on arrive rarement à éviter, mais qui est, de tous ces inconvénients, le moins grave.

Malgré la complexité du problème, un certain nombre d'auteurs rapportent de bons résultats. Freund, Schiff, Jutassy ont publié des observations encourageantes.

Kienbœck, par contre, se montre très réservé ; et Holzknecht, au Congrès de Grenoble, en 1904, reconnaît de telles difficultés à la méthode qu'il ne l'admet qu'à titre d'exception.

Belot conclut à peu près de même.

La méthode qui lui a donné les moins mauvais résultats est guidée par les règles suivantes (1) :

« Les rayons seront peu pénétrants et marqueront environ 5 au radiochromomètre de Benoît. La surface à traiter sera choisie de grandeur telle que l'éclairage y soit partout uniforme. La distance de l'ampoule à la peau sera de 15 centimètres, par exemple, et permettra ainsi d'irradier, également, un espace circulaire ayant 7 centimètres de diamètre environ.

« Dans les endroits où le visage présente des surfaces courbes ou des angles, on devra les décomposer en petites surfaces, de façon à ramener le plus près possible d'une surface plane la région traitée.

---

1. Belot. *Traité de Radiothérapie.*

« La quantité nécessaire pour produire l'épilation varie entre 3 et 4 unités H (par espace traité, bien entendu). Mais il faut modifier cette dose, en tenant compte de la sensibilité spéciale des régions, particulièrement des lèvres, et de la coloration de la peau du patient (bruns).

« On la fait absorber en une seule séance ou en plusieurs applications successives. Généralement, il ne survient qu'un léger érythème ; parfois même aucune réaction n'est visible, surtout si la dose n'a pas dépassé 3 H. Les poils commencent à tomber douze ou quinze jours après la fin des applications. Parfois la dépilation est totale, souvent elle n'est que partielle.

« Dès que tout est calmé, c'est-à-dire vingt à quarante jours après la première application, on fait une nouvelle exposition en faisant absorber à peu près la même quantité.

« On peut ainsi obtenir, petit à petit, une épilation totale. Il faut alors prévenir la repousse ; on fait pour cela tous les deux mois, plus ou moins souvent suivant les cas, une courte séance de cinq à dix minutes, en faisant absorber 2 H environ.

« On pourrait arriver par cette méthode à une guérison complète, au bout d'une à deux années. Mais il faut se rappeler que cette voie est pleine d'écueils et que, le plus souvent apparaît, au bout d'un an de traitement, une atrophie spéciale de la peau. »

Personnellement, nous avons obtenu d'assez bons résultats, et nous concluons en disant que, sans être

tout à fait opposé à la radiothérapie dans l'hypertrichose, il nous semble prudent de la limiter stricte-
ment aux cas où les autres méthodes ne sont pas
applicables, ou ont été essayées sans succès.

OBSERVATION

Mme T..., vingt-huit ans.

Touffe de duvet brun, très dense, siégeant sur le sein droit.
En rapport avec la présence des vestiges d'un mamelon surnu-
méraire.

Durée du traitement. . . .	5 mois 1/2
Nombre d'irradiations. . . .	10
Quantité absorbée.	8 H. environ
Qualité des rayons.	R. n° 5-6.

Résultat. — Au bout de cinq séances les poils ont commencé
à tomber ; après la septième la place était nette.

Quelques jours plus tard, ils commençaient à repousser. On
fit alors trois autres irradiations, à huit jours d'intervalle, et la
dépilation se maintient depuis trois mois.

Il a persisté une légère pigmentation brune.

Dans les cas de **nævi pilifères**, la radiothérapie
donne les plus heureux résultats. On peut agir par
des séances plus sérieuses, et l'atrophie cutanée qui
en résulte arrive parfois à atténuer la pigmentation
en général très foncée du nævus.

Dans certains cas pathologiques d'implantation vicieuse des poils, la radiothérapie offre une ressource importante. De ce nombre est le **trichiasis**. Cette affection est caractérisée par une mauvaise implantation des cils, qui viennent irriter perpétuellement la cornée. L'arrachement à la pince, douloureux, n'est que transitoirement efficace ; l'intervention chirurgicale est délicate ; l'électrolyse est souvent mal supportée.

Il nous semble que l'application des rayons X est une solution avantageuse. Pour éviter les désagréments consécutifs aux doses élevées, il serait possible de maintenir le follicule pileux dans un état de sidération permanent en faisant, de temps à autre, une fois par mois par exemple, une irradiation légère.

La dépilation par les rayons X paraît encore indiquée dans la **kératose pilaire**. Belot cite le cas d'une malade atteinte de cette affection aux régions sourcillières et souffrant de démangeaisons intolérables. L'alopécie complète, avec disparition des cônes circumpilaires, fut obtenue par une série d'irradiations, de 3 à 6 H chacune, espacées les unes des autres de quelques jours. Enfin, il n'y eut jamais de réaction vive et aucune tache atrophique n'a subsisté.

§ 2.

A côté de ces faits, il en est d'autres, où l'ablation des cheveux ou des poils est rendue nécessaire parce que ces cheveux ou ces poils sont malades, ou bien encore parce qu'ils sont implantés dans des follicules ou sur un tégument en mauvais état, qu'ils contribuent à irriter par leur présence.

Ces conditions se trouvent réalisées dans les tricophyties, d'une part, et la trichorrhexie noueuse ; dans les folliculites et le sycosis, d'autre part. Dans ces affections, il suffit de supprimer le poil malade ou agent d'irritation de son follicule, sans pour cela détruire la papille. C'est donc une *alopécie transitoire* que la radiothérapie devra produire.

Trichophyties

On sait combien l'épilation des cheveux atteints de teignes cryptogamiques est difficile à réaliser à la pince, étant donnée la fragilité du tube pilaire envahi par les colonies parasitaires. Sous l'action des rayons X au contraire, l'élimination en bloc de toute la production se fait aisément, avec le trycophyton qu'elle recèle. De plus, le follicule reste béant et permet alors aux antiseptiques de le pénétrer et d'y détruire les parasites qui ont pu y rester inclus.

Cette élimination se fait, comme pour le cheveu

sain, par atrophie momentanée totale de la papille. Lorsque le nouveau cheveu commence à pousser, le cheveu malade est tombé depuis longtemps, sans laisser subsister de parasites capables de reproduire l'affection.

« Lors même que la repousse du cheveu nouveau suit de très près l'expulsion du cheveu mort, dit Sabouraud, l'un reste séparé de l'autre, ordinairement, par une épaisseur d'épiderme complet, interposé. Ainsi, peut-il se faire qu'un parasite spécialisé à l'épiderme corné, habitant un cheveu mort en expulsion, soit jeté hors de la peau, par un processus physiologique d'élimination, sans que le cheveu nouveau qui pousse au-dessous du cheveu mort soit contaminé. »

Belot a fixé la dose de rayons à faire absorber, pour l'obtention du résultat optimum, à 5 H.

Sabouraud et Noiré sont parvenus, à la suite des essais qu'ils firent en vue de l'établissement de leur radiomètre, à fixer d'une façon quasi-mathématique la formule du traitement radiothérapique de la teigne tondante :

« Pour guérir une plaque de teigne, dit Noiré dans sa thèse, il faut l'exposer à 15 centimètres de l'anticathode autant de temps qu'une pastille de papier au platino-cyanure de baryum met à prendre la teinte B de notre radiomètre, ce papier étant placé seulement à 7 cm. 1/2 de l'anticathode. Cette opération n'est à faire qu'une seule fois. La dépilation se pro-

duit à coup sûr quinze jours après. La repousse s'ef-
fectue deux mois plus tard. »

Cette méthode n'occasionne, en général, que de
très légers érythèmes et une pigmentation à peine
perceptible. Les accidents plus graves et les échecs,
dus à des différences de sensibilité individuelle, sont
rares et atteignent approximativement le chiffre
de 5/100.

Dans le *favus* l'épilation à la pince est rendue
possible par la solidité du cheveu, au moins au
début de l'affection. Mais nous pensons néanmoins
que la radiothérapie conserve son indication dans
ce cas, car elle paraît avoir un effet favorable sur les
lésions du cuir chevelu concomitantes. Comme
Holzknecht le recommande, il est bon d'épiler *tout
le cuir chevelu* des individus atteints de favus, car,
si un point malade passé inaperçu subsiste, la récidive se produira à coup sûr.

Trichorrhexie noueuse

L'épilation, dans la trichorrhexie noueuse, se pro-
pose de détruire le poil malade qui sera remplacé au
bout d'un certain temps par un poil sain.

Freund et Kienbœck ont obtenu ce résultat. Dans
ce cas, comme c'est la barbe qu'il faut épiler et que
la peau de la face est plus sensible que celle du cuir
chevelu, il est bon de ne pas faire absorber, au moins

d'emblée, une forte dose de rayons, et de commencer par une irradiation de 3 à 4 H seulement.

Folliculites. Sycosis

Les folliculites affectionnent particulièrement les régions pilifères de la face, constituant le sycosis de la barbe et de la moustache. Suivant leur degré de gravité et aussi la durée de leur évolution, les lésions sont plus ou moins profondes. Les cas bénins se caractérisent par de petits abcès miliaires, périfolliculaires et folliculaires. Les cas anciens se compliquent de dermite, d'abcès profonds plus ou moins volumineux, et de lésions de l'épiderme (lésions de grattage infectées).

L'épilation, en ouvrant les abcès staphylococciques folliculaires, facilite beaucoup le traitement du sycosis. La radiothérapie, en la réalisant, agit de plus sur les lésions de la peau, et permet d'obtenir la guérison sensiblement plus vite que par n'importe quel autre traitement.

Mais il est toujours nécessaire d'y adjoindre les topiques habituels : pommade soufrée, pansements humides au sublimé à 1/1000. Il va sans dire que la lésion causale habituelle du sycosis de la moustache, la rhinite chronique, devra être sérieusement traitée, simultanément.

Sur les collections profondes, la radiothérapie ne

peut guère avoir qu'une influence indirecte, par l'amélioration des lésions superficielles.

Ce n'est pas, en effet, à une action microbicide qu'il faut attribuer les résultats obtenus par les rayons X, mais uniquement à la dépilation qu'ils provoquent.

La technique à employer doit s'inspirer d'une grande prudence, car étant donnée la sensibilité spéciale de la région à traiter et l'inflammation dont elle est le siège, on arriverait facilement à une réaction trop vive. La quantité à faire absorber ne doit guère dépasser 4 H ; si l'épilation ne se manifeste pas dans les trois semaines qui suivent la première irradiation, on en fera une nouvelle, de 2 à 3 H.

Lorsque l'alopécie est complète, il faut surveiller la repousse et prescrire, dès qu'elle commence, l'usage du rasoir. De cette façon on peut éviter la formation de nouveaux abcès.

Freund, Holzknecht ont obtenu de bons résultats ; Fox et Ulmann publièrent également des observations concluantes. Ce dernier restreint l'indication de la radiothérapie au seul sycosis superficiel.

Belot est d'avis que « même lorsque la plupart des follicules sont atteints et que le derme est épaissi, on peut encore l'employer sans crainte ».

Il a obtenu quelques succès relativement rapides, mais la récidive est toujours à craindre.

Nous avons traité à l'hôpital Saint-Louis quatre cas de sycosis. Deux ont guéri complètement, après

trois mois de traitement, ayant absorbé respective-
ment 5 et 6 H (R. n° 5-6).

Un autre est très amélioré, après quatre mois de
traitement (environ 7 H. absorbées à doses réfrac-
tées) ; mais la repousse des poils fait apparaître quelques nouveaux foyers de folliculites. Chez ce malade,
le sycosis datait de *sept ans*, et avait, en certains
endroits, épaissi et infiltré notablement le derme.

Le quatrième enfin, après avoir subi une irradiation, n'est plus revenu...

En résumé, nous estimons que la radiothérapie
peut être utilement employée dans tous les cas de
folliculites : les cas bénins seront très rapidement
guéris ; les cas graves, sur lesquels tous les traitements échouent, et qui évoluent depuis des
années, bénéficieront toujours d'une amélioration
très nette.

Les **blépharites**, surtout les blépharites ciliaires,
sont presque toujours améliorées et souvent guéries
par des applications de rayons X. Freund a, le premier, constaté ce fait.

Dans les cas de blépharite eczémateuse, des irradiations très faibles suffisent (2 H). Quand les
follicules sont infectés, la dose absorbée doit être
plus forte, de façon à faire tomber les cils. Dans ce
cas, on pourra protéger l'œil au moyen d'une coque
métallique introduite sous la paupière après instilla-
tion d'une goutte d'une solution de cocaïne à 1/100.

Mais cette précaution est de pure prudence, car

nous n'avons jamais vu de réactions conjonctivales désagréables à la suite de l'absorption de 4 H., dose qui sera le plus souvent suffisante pour produire l'épilation des cils.

2° Les rayons X, agent stimulant du système pileux

L'hypothèse, paradoxale en apparence, d'appliquer à la stimulation de la repousse des cheveux, une méthode capable de produire l'épilation, n'est pas illogique, et s'appuie sur la constatation de faits semblables dans la thérapeutique générale. Ne sait-on pas, en effet, que la quinine, cet antithermique puissant, est capable d'élever la température d'un individu bien portant ?... De même, il n'est pas irrationnel, *a priori*, de concevoir que les rayons X, capables de sidérer et de détruire le *follicule pileux normal*, puissent, à doses convenables, irriter une *papille en mauvais état* et lui donner un regain de bio-activité.

Kienbœck, le premier, essaya de réaliser cette conception en appliquant la radiothérapie au traitement d'une **pelade** rebelle, qui avait occasionné une alopécie presque complète. Sa tentative fut couronnée de succès, et la repousse d'une chevelure normale se produisit deux mois après six irradiations de quinze minutes chacune, faites à une distance de 20 centimètres. Cette repoussse fut limitée aux seules surfaces soumises aux rayons, et l'alopécie resta stationnaire sur les autres parties du cuir chevelu.

Après lui, Holzknecht, Freund, Ulmann obtinrent des résultats encourageants dans cet ordre d'idées. Dind, en 1904, publiait l'observation d'une **pseudo-pelade** décalvante guérie par les rayons X.

H.-G. Adamson, en 1905, et L.-M. Maclew, en énonçant les succès que leur donna la radiothérapie appliquée au traitement des dartres du cuir chevelu, mentionnent également l'activation de la repousse des cheveux consécutive.

Nous-même avons fait plusieurs fois des constatations analogues.

Il nous semble que la radiothérapie n'est indiquée que dans les cas de *pelade*, de *pseudo-pelade décalvante* et d'*alopécies séborrhéiques* qui se sont montrées réfractaires aux traitements habituels de ces affections.

Les doses de 3 et 4 H, avec des rayons nos 5 et 6, suffisent en général. Holzknecht a recommandé, en ce qui concerne les plaques de pelade, de comprendre, dans les surfaces irradiées, une couronne de 1 ou 2 centimètres de cheveux sains.

Quelques jours après l'irradiation des régions malades, le fin duvet qui les recouvre tombe, et deux mois plus tard la repousse des cheveux normaux commence à se manifester.

Dans les cas graves, où l'affection dure depuis des

mois et des années, le résultat s'obtient moins facilement, et une seconde irradiation faible est nécessaire si, deux mois après la première, la repousse ne
se fait pas.

Il va sans dire que la méthode n'est applicable
que *si les follicules pileux existent.* Elle resterait
absolument inefficace dans les cas d'alopécies cica-
tricielles.

3° Action des Rayons X sur les Glandes de la Peau

§ 1. Hyperhydrose

Les rayons X, en atrophiant les glandes de la peau,
paraissent, *a priori,* devoir agir favorablement dans
l'hyperhydrose.

William Pusey, en 1903, tenta le premier essai
dans ce sens, dans un cas d'hyperhydrose axillaire,
qui fut très améliorée. Bulkley, en 1904, et Stover
rapportent quelques bons résultats. Malheureusement leurs observations ne mentionnent pas les
doses exactes qu'ils ont fait absorber.

Belot recommande de ne pas dépasser 4 H par
région et par application, et de proportionner l'intensité des irradiations au degré de sensibilité de la
région à traiter.

La radiothérapie nous semble devoir être appliquée sans crainte à tous les cas d'hyperhydrose

tenace et que n'ont pas améliorée les traitements topiques. Le plus généralement, en effet, cette affection se montre difficilement curable, et, en raison du désagrément permanent qu'elle procure à ceux qui en sont porteurs, les rayons X nous paraissent indiqués si une médication rationnelle ne l'a pas sérieusement améliorée au bout de deux mois.

OBSERVATION

Suzanne R..., douze ans et demi.

Hyperhydrose profuse de la paume des mains. Cette infirmité a toujours existé.

Traitée, pendant un mois, par M. Milian, aux bains de formol sans résultat.

Traitée ensuite par nous, aux courants de haute fréquence, pendant cinq semaines, également sans résultat.

Durée du traitement radiothérapique. . . 3 mois

Quantité absorbée. . . . { main gauche. 15 H. / main droite. 12 H.

Qualité des rayons . . . . R. n° 5-6

Résultat : Guérison, avec un certain degré d'atrophie de la peau. Il a subsisté, pendant un mois, des picotements et quelques démangeaisons. Pas de pigmentation.

§ 2. — Acnés

L'effet des rayons X sur l'acné procède vraisemblablement d'une double action : 1° Epilation des poils dont les follicules ont été l'origine des points d'acné ; 2° Sidération et atrophie des glandes sébacées qui ont pris part au processus.

Schiff et Freund constatèrent, les premiers, au cours du traitement radiothérapique de l'hypertrichose, la disparition de l'acné concomitante. Ils traitèrent ensuite systématiquement cette affection par les rayons X, et obtinrent d'assez bons résultats.

Après eux, Hahn (1901) et Campbell (1902) firent connaître également un certain nombre de cas d'amélioration et de guérison de l'acné vulgaire et de l'acné rosacée, mais restent réservés sur la question de la récidive.

Slack, en 1903, préconise la radiothérapie pour toutes les formes d'acné. L'acné comédonnienne elle-même serait heureusement influencée, et, par suite de l'atrophie glandulaire, les comédons s'élimineraient pour ne plus se reformer.

Barret, en 1904, cite encore des cas d'acné coïncidant avec l'hypertrichose, où ces deux affections disparurent sous l'action des rayons X.

Allen (1904) attire l'attention sur les effets de la radiothérapie sur l'acné hypertrophique.

Nous pensons, avec Belot, que l'acné vulgaire et rosacée ne relève pas de la radiothérapie, à moins d'avoir résisté aux traitements topiques habituels, associés à un régime diététique convenable.

Mais l'**acné hypertrophique**, **chéloïdienne,** subit, sous l'action des rayons X, une amélioration dont aucun autre traitement n'est capable ; la guérison complète, après un certain nombre d'irradiations, est fréquente. Jusqu'ici, l'électrolyse seule avait pu donner ces résultats. Mais on conçoit combien la radiothérapie lui est préférable !

Les quantités à faire absorber peuvent être assez élevées, si l'infiltration est profonde et l'affection ancienne. Si les lésions siègent sur la face, on devra procéder prudemment afin d'éviter les réactions vio-lentes, et protéger les parties saines. Si les éléments siègent sur le corps ou sur la face postérieure du cou, — cas les plus fréquents — on pourra, sans crainte, faire absorber à la fois 4 ou 5 H., en protégeant le cuir chevelu. Nous sommes d'avis de ne pas recher-cher une réaction forte : l'érythème simple suffit, dans la plupart des cas. Les séances devront être suffisamment espacées pour laisser à la réaction le temps de s'éteindre,

On peut quelquefois arriver ainsi à la guérison, sans presque laisser de traces : quelques vestiges cicatriciels blanchâtres, parfois de la pigmentation, et, naturellement, l'alopécie des surfaces traitées.

Nos résultats ont été très satisfaisants et compren-

nent — sur 7 cas traités — 5 guérisons et 2 amé-
liorations.

OBSERVATION I

M. B..., trente ans, marchand de vins.

Acné chéloïdienne de la face postérieure du cou, formant
un placard de 4 cm. $\times$ 3 cm., peu saillant et peu profondément infiltré ; datant de un an environ.

      Durée du traitement. . . .   1 mois 1/2
      Quantité absorbée. . . . . 13 H.
      Qualité des rayons. . . . . R. n° 5-6

Résultats : Lésion très améliorée. Il ne restait que quelques
points rouges. Le malade a cessé de venir.

OBSERVATION II

M. D..., vingt et un ans, menuisier.

Acné chéloïdienne de la face postérieure du cou, formant
deux placards du diamètre d'une pièce de 5 francs en argent
chacune. Les lésions sont d'un rouge vineux, très profondément infiltrées, et très prurigineuses.

      Durée du traitement. . . . . . 4 mois
      Quantité absorbée. . . . . . 22 H.
      Qualité des rayons. . . . . R. n° 6-7

Résultat : Guérison.

Le prurit avait disparu après deux séances.

A la fin du traitement (8 irradiations), la guérison s'est
accompagnée d'un certain degré d'atrophie de la peau et d'un
peu de pigmentation.

Au cours du traitement, après la cinquième irradiation, il s'est produit une alopécie occipitale due à l'insuffisance de la protection, qu'on avait faite avec un emplâtre au sous-nitrate de bismuth.

Les séances suivantes furent faites en protégeant le cuir chevelu par une lame de plomb.

Un mois plus tard, les cheveux avaient commencé à repousser sur toute la surface accidentellement dépilée.

OBSERVATION III

M. M..., vingt ans, garçon boulanger.

Acné chéloïdienne en demi collier sur la face postérieure du cou, datant de six mois. Quelques points de pyodermite. Prurit.

Durée du traitement. . . . . . . 2 mois
Quantité absorbée. . . . . 18 H.
Qualité des rayons. . . . . R. no 6

Résultat : A la cinquième irradiation (18 H.), l'état était très satisfaisant. Il ne restait plus que quelques points rouges et deux ou trois points de pyodermite.

Le malade, empêché de revenir aux séances, s'est traité à la pommade soufrée. Nous l'avons revu un mois et demi plus tard, complètement guéri.

Les bons effets qu'on obtient parfois de la radiothérapie dans la **séborrhée**, sont vraisemblablement dus, comme dans l'acné, à une sidération partielle des glandes sébacées.

III

NÉOFORMATIONS CONJONCTIVES

Chéloïdes

L'action nettement résolutive qu'exercent les rayons X sur les productions conjonctives néoformées les a fait employer au traitement des chéloïdes.

En 1902, Herschell-Harris attira, le premier, l'attention sur l'action favorable des rayons sur les cicatrices hypertrophiques consécutives aux interventions chirurgicales.

Barney et Fox, en 1903, mentionnent les guérisons qu'ils ont obtenues par la radiothérapie.

Bissérié, en 1904, et Moseley, en 1905, publient les bons résultats que leur a donnés la méthode.

Belot, dans son *Traité de Radiothérapie*, rapporte quatre observations concluant dans le même sens.

Delherm et Laquerrière ont également obtenu quelques succès.

La technique employée par Belot consiste à faire absorber 6 à 7 H par irradiation, et à espacer les séances de quinze à vingt jours, afin d'éviter toute réaction violente.

Noiré emploie des doses fortes, en ayant soin

d'isoler avec des lames de plomb les parties avoisi-
nantes.

Les résultats que nous avons personnellement
obtenus nous font préférer la radiothérapie à toute
autre méthode de traitement des chéloïdes.

OBSERVATION

Mlle L..., vingt-cinq ans, blanchisseuse.

Chéloïde pré-sternale, de 5 centimètres de diamètre, datant
de deux ans. Traitée sans succès par les scarrifications.

>   Durée du traitement.   .   .   2 mois 1/2
>   Quantité absorbée   .   .   .   32 H.
>   Qualité des rayons   .   .   .   R. n° 6-7

Résultat : Disparition du tissu chéloïdien. A sa place, la peau
est un peu parcheminée et pigmentée.

Sclérodermie

Les indications de la radiothérapie dans la sclérodermie nous semblent très restreintes. Inapplicable
dans les cas étendus, cette méthode ne peut conve-
nir qu'aux plaques de *morphée* bien localisées.

Belot n'a obtenu quelque amélioration que dans
ces conditions, et encore l'effet produit paraît-il avoir
été bien longtemps à se manifester.

Personnellement, l'électrolyse et surtout les courants de haute fréquence nous ont donné des résul-

tats excellents. Aussi n'employons-nous la radiothérapie que dans les cas où la haute fréquence n'a pas réussi. Nous traitons actuellement une plaque de morphée de l'avant-bras, à induration profonde, par des irradiations de 6 H renouvelées tous les quinze jours. Jusqu'à présent (trois irradiations), la lésion paraît peu modifiée. En revanche, il s'est développé à son niveau une pigmentation accentuée. Nous nous proposons, dans ce cas, de combiner la haute fréquence et la radiothérapie...

Sarcome

Les opinions les plus divergentes ont été émises sur la valeur du traitement radiothérapique des sarcomes.

Il semble résulter, néanmoins, des observations les plus récentes et de l'opinion de M. Béclère à ce sujet, que les rayons X ont une action réellement favorable, et que le sarcome est une affection qui leur est particulièrement sensible.

Belot, dans les quelques cas qu'il a traités, a obtenu des résultats encourageants.

Une guérison rapide a parfois été obtenue par l'ablation chirurgicale suivie d'irradiations de la cicatrice. Nous rapportons une observation de ce genre.

La forme histologique du sarcome paraît avoir

une certaine influence sur la façon dont se comporte la lésion soumise à la radiothérapie.

C'est ainsi que, dans les sarcomes à petites cellules rondes, et les sarcomes mélaniques, dont la marche est rapide, l'intervention chirurgicale *précoce* semble indiquée — avant que des germes morbides aient eu le temps d'être transportés par la circulation en d'autres régions ; — et l'application des rayons X, pratiquée systématiquement sur la cicatrice, préviendrait la récidive.

OBSERVATION

Mme A..., cinquante ans, ménagère.

Sarcome de l'avant-bras, datant de six mois ; opérée par M. Nélaton il y a quatre semaines. Quelques points de récidive apparaissent aux extrémités de la cicatrice. Le bras est œdématié et douloureux.

Durée du traitement	4 mois
Quantité absorbée.	35 H.
Qualité des rayons.	R. n° 7-8

Résultat : La récidive a été arrêtée, et l'œdème du membre a presque entièrement disparu. La malade ressent encore un peu de douleur dans les mouvements de flexion.

Elle revient nous voir de temps à autre, et son état nous paraît, depuis trois mois, très satisfaisant.

IV

NÉOFORMATIONS ÉPITHÉLIALES

Epithélioma cutané

Depuis la publication des premiers cas d'épithéliomas cutanés traités et guéris par les rayons X, qui remonte à 1900 (Thor Stenbeck, Sjœgren), d'innombrables travaux ont traité de cette question, témoignant de l'extension considérable qu'a prise l'application de la radiothérapie au traitement des néoformations épithéliales.

Le premier point mis en lumière fut l'action véritablement élective, presque *spécifique*, des rayons de Rœntgen sur les cellules cancéreuses, fait qui tendait déjà à faire préférer, *a priori*, la méthode physique à la méthode chirurgicale.

De plus, il fut établi que les cicatrices obtenues étaient, le plus souvent, parfaites au point de vue esthétique, à peine visibles, souples, et non adhérentes aux tissus sous-jacents. D'ailleurs, la récidive ne paraissait pas s'y produire plus fréquemment que sur les cicatrices consécutives à l'ablation sanglante.

Enfin, les avantages d'un traitement non douloureux, simple et d'application facile achevaient d'en faire la méthode de choix.

Malheureusement, l'expérience vint donner un démenti — partiel, il est vrai — à de si belles promesses. Quelques cas d'insuccès et quelques accidents donnèrent aux chirurgiens le droit de s'élever contre la radiothérapie et d'affirmer que sa valeur n'était pas supérieure à celle des anciens procédés.

D'où, des débats sans fin, entre les partisans du bistouri et ceux de l'ampoule, sur l'opportunité et les indications de leurs méthodes respectives.

A l'heure actuelle, l'accord est encore loin d'être fait sur ces questions ; mais il est permis d'espérer que, dans un avenir prochain, les indications seront précisées, et la technique suffisamment établie pour que la radiothérapie puisse conquérir dans le traitement des épithéliomas cutanés son domaine propre et nettement délimité.

Il est une classe d'épithéliomas qui ressortit toujours à la radiothérapie, d'une façon indiscutable ; elle comprend les formes graves, étendues, s'accomgnant de vastes pertes de substances, les cas *inopérables* en un mot. Sur eux les rayons X ne peuvent guère avoir qu'une action palliative, et la guérison ne survient que très rarement. Mais ils amendent d'une façon parfois surprenante les symptômes fonctionnels, notamment la douleur.

Quant aux épithéliomas du type ordinaire, accompagnés d'adénopathies, relèvent-ils de la radiothérapie ou de la chirurgie ? Les chirurgiens, et, entre autres, le professeur Von Bergmann, répondent hardiment que, dans ces cas, la radiothérapie est toujours impuissante et que le bistouri seul est indiqué.

D'autre part de nombreux auteurs signalent la disparition des adénopathies cancéreuses sous l'action des rayons X. Il n'est pas impossible que leur action sur les cellules cancéreuses détermine secondairement une régression ganglionnaire.

De plus, comme le dit fort bien Belot, lorsque l'adénopathie se manifeste, l'affection est en général au dernier stade de son évolution ; et, dans ce cas, la lésion est inopérable, à moins de délabrements considérables.

Et, quelque soin que mette le chirurgien à rechercher tous les ganglions atteints, il lui est parfois bien difficile, pour ne pas dire impossible, de les extirper tous. C'est pourquoi, même après l'ablation chirurgicale, la radiothérapie est encore indiquée pour prévenir la récidive.

Dans un travail tout à fait récent, Leredde s'efforce de metre au point la question. Tout en croyant aux indications formelles, fréquentes, de la radiothérapie dans les épithéliomas de la peau, il signale des cas où elle est contre-indiquée et où elle peut même être dangereuse.

« Il y a des cas, dit-il, où la radiothérapie est, d'une manière indiscutable, préférable à l'ablation.

« En premier lieu, les épithéliomas des paupières me semblent relever sans conteste des rayons X.

« On sait combien il est difficile de guérir ces tumeurs par les caustiques. Le médecin ignore les limites de l'épithéliome palpébral, car sa dureté se confond avec celle des tissus voisins.

« La radiothérapie offre l'avantage, grâce à son action élective, d'amener la destruction et l'élimination des tissus néoplasiques, de respecter les autres. Et elle ne produit pas l'atrésie de la fente oculaire comme le fait l'ablation.

« Dans les épithéliomes un peu étendus du nez, dans ceux en particulier qui ont ouvert les narines, la radiothérapie permet de respecter intégralement le squelette. L'opération chirurgicale oblige souvent à enlever des tissus osseux, alors que l'application des rayons X *ne détruit que ce qui est malade* et (bien faite) *détruit tout ce qui est malade.*

« Pour compléter ces indications, je signalerai des épiihéliomes très étendus en surface, mais sans profondeur, où l'intervention chirurgicale exigerait des sacrifices considérables. »

Pour cet auteur, la principale contre-indication de la radiothérapie est la rapidité d'évolution de la tumeur, qui a le temps de s'étendre en profondeur et d'infecter les territoires ganglionnaires voisins avant que les rayons X aient pu amener des modifications appréciables. Mais l'ablation chirurgicale trouvera toujours un complément utile, sinon indispensable dans les applications radiothérapiques pratiquées le plus tôt possible sur la cicatrice.

Une contre-indication généralement notée par tous les auteurs, c'est la localisation de l'épithéliome sur les lèvres. Presque toujours, dans ces cas, les rayons X

paraissent nuisibles. Faut-il incriminer une sensibilité spéciale de la région, ou des conditions anatomiques défavorables, indéterminées, ou bien encore
un défaut dans la technique employée ? Toujours
est-il que, dans ces circonstances, il paraît prudent
de recourir d'emblée au chirurgien.

Hors ces cas, la radiothérapie ne semble jamais
avoir une action nuisible. Il est très probable que
les faits d'aggravation qu'on a signalés doivent tenir,
ou à une application mal faite des rayons, ou à des
circonstances indépendantes : infections surajou-
tées, etc.

D'autre part, les « coups de fouet » que donne-
rait, dans certains cas, la radiothérapie à l'évolution des épithéliomes cutanés ne seraient-ils pas le
fait de réactions exagérées, de véritables *radiodermites* occasionnées par des irradiations mal conduites ?

En ce qui concerne les indications et contre-indi-
cations de la radiothérapie, l'opinion des praticiens
les plus autorisés et les données de notre expérience
personnelle nous permettent de conclure de la façon
suivante :

Les épithéliomas *ulcérés*, plus ou moins étendus,
et à évolution lente, dont le type le plus fréquent
est représenté par le cancroïde de la face, bénéficient toujours de la radiothérapie, et guérissent le
plus souvent avec une rapidité surprenante. La cicatrice est ordinairement parfaite, si les irradiations
ont été conduites de façon à ne jamais produire de

réaction violente. Chez quelques-uns de nos malades, la cicatrice ne peut être distinguée des parties voisines que par un examen minutieux. La récidive paraît se produire moins fréquemment qu'après l'ablation chirurgicale.

La présence d'*adénopathies satellites* n'est pas, à notre avis, une contre-indication formelle. Nous avons eu d'excellents résultats en prenant soin d'irradier les ganglions atteints simultanément, dès les premières applications faites sur la lésion principale.

Sur les épithéliomes *non ulcérés*, la radiothérapie agit moins énergiquement et moins vite. L'étincelle de haute fréquence nous a donné, dans ces cas, des résultats bien plus rapides. Lorsque la tumeur est petite, l'ablation chirurgicale, suivie de quelques irradiations sur la cicatrice, nous paraît être la méthode de choix.

Nous réservons, d'une façon systématique, l'*intervention chirurgicale d'emblée* aux cas où il faut aller vite, et où la radiothérapie paraît inefficace, ou même — si l'on veut — dangereuse :

1º Lorsque la lésion a pris, en peu de temps, des proportions inquiétantes ;

2º Lorsque l'épithéliome subit une transformation mélanique ;

3º Lorsqu'il siège sur les lèvres.

Nous conseillons de toujours faire suivre l'ablation de quelques irradiations sur la cicatrice, en vue de prévenir les récidives.

D'après Pautrier, les modifications histologiques que subissent les tissus néoplasiques sous l'action des rayons X sont les suivantes :

« Il se produit d'abord, au niveau des cellules épithéliales, de la tuméfaction trouble, suivie plus ou moins rapidement d'une fragmentation de la chromatine du noyau et d'une nécrose du protoplasma ; puis, la couche basale se rompt ; les bourgeons épithéliaux se fragmentent alors, se dissocient, s'émiettent, essaiment leurs cellules. La destruction de celles-ci s'achève ensuite par l'intermédiaire des polynucléaires, qui vont faire disparaître leurs débris. »

Il va sans dire que les résultats de la radiothérapie dépendent de la *technique* qui en guide l'application. La méthode générale — variable nécessairerement suivant les circonstances — que préconise Belot, est la suivante :

« 1° Faire absorber, en une ou deux séances successives, la dose la plus élevée compatible avec l'intégrité relative des téguments ;

« 2° Attendre, pour passer à une seconde étape du traitement, le temps nécessaire pour que les phénomènes inflammatoires, qui pourraient se produire, soient apparents et, s'ils sont violents, attendre leur régression. »

Pour les épithéliomas ulcérés, la dose peut être élevée de 8 à 10 H. Sur les régions sensibles, il sera prudent de ne pas dépasser 7 à 8 H. La puissance de pénétration des rayons correspondra au n° 5 ou 6 du radiochromomètre de Benoît. Les séances seront espacées de quinze à vingt jours. Les doses succédant à la première seront un peu plus faibles.

Dans les formes perlées, croûteuses, ou bourgeonnantes, Belot conseille de procéder, avant de commencer le traitement radiothérapique, à un grattage ayant pour but de niveler la région à irradier et de faire disparaître les parties superficielles (perles croûtes), dont l'épaisseur opposerait une certaine résistance à la pénétration des rayons X.

La méthode employée par Lerédde est à peu près la même ; mais il tend à faire absorber des doses un peu plus fortes.

Nous avons personnellement obtenu de très bons résultats, en n'employant jamais des doses supérieures à 6 H pour les lésions non ulcérées ou les cicatrices consécutives à l'ablation chirurgicale, et 8 H pour les épithéliomes ulcérés, les séances étant régulièrement espacées de quatorze jours, parfois un peu plus, lorsque la réaction n'était pas éteinte.

Les réactions fortes, partant les doses élevées, sont incompatibles, à notre avis, avec des cicatrices vraiment esthétiques.

Après l'obtention d'une guérison objective, nous faisons toujours deux ou trois irradiations supplémentaires de façon à prévenir la récidive.

OBSERVATION I

Mme A..., quarante-huit ans, cuisinière

Petit épithélioma de la face (joue gauche) du diamètre de 3 $\times$ 3 centimètres, ulcéro-croûteux, datant de un an. Pas d'adénopathie.

> Durée du traitement. . . . 3 mois
> Quantité absorbée . . . . . 35 H.
> Qualité des rayons. . : . . R. n₀ 6

Résultat : Guérison. Belle cicatrice, très peu pigmentée, souple, un peu déprimée en son centre.

OBSERVATION II

M. B..., soixante ans, employé de chemin de fer.

Epithélioma croûteux de la joue droite, en relation avec la paupière inférieure qui est attirée en bas et presque complètement éversée (Diamètre = 3 cm. 5 $\times$ 2 cm. 5). Datant de quinze mois. Sans adénopathie.

> Durée du traitement. . . 3 mois 1/2
> Quantité absorbée. . . . 38 H.
> Qualité des rayons. . . R. n° 6-7

Résultat : A la cinquième irradiation (32 H.), la lésion paraissait guérie. Il persistait un peu d'ectropion. Nous fîmes encore trois séances légères (6 H.), après lesquelles l'ectropion a pour ainsi dire complètement disparu. Au point de vue esthétique, la *cicatrice est parfaite*, souple, unie et sur le même plan que le tégument voisin.

Deux mois plus tard, la guérison persistait.

OBSERVATION III

M. B..., quarante ans, peintre.

Epithélioma perlé à la joue droite (Diamètre $= 2 \times 2$ cm.). Datant de un an. Adénopathie sous-maxillaire concomitante.

Durée du traitement. . .	37 jours
Quantité absorbée. . . .	15 H.
Qualité des rayons. . . .	R. n° 6

Résultat : Après deux irradiations, l'état était parfait : la croûtelle était tombée, laissant une cicatrice lisse et blanchâtre, bordée d'un petit bourrelet peu proéminent. Nous fîmes une troisième irradiation, par précaution, et le malade, revu trois semaines plus tard, paraissait guéri. Nous avons, simultanément, irradié à doses équivalentes le ganglion atteint, qui a également disparu.

Deux mois plus tard, le malade revint avec un point de récidive. Nous l'avons alors traité à l'étincelle de haute fréquence : guérison au bout de six séances.

OBSERVATION IV

Mme R..., cinquante-neuf ans.

Petit épithélioma, forme perlée, de la partie gauche du lobule du nez, du diamètre d'une lentille. Datant de six mois environ. Sans adénopathie.

> Durée du traitement. . . . . 7 semaines
> Quantité absorbée. . . . . . 18 H.
> Qualité des rayons . . . . . R. n° 6.

Résultat : Guérison complète, sans traces.

OBSERVATION V

Mme L..., cinquante-quatre ans, couturière.

Epithélioma ulcéré, creusant, de la lèvre supérieure (Diam. : 3 × 2 cm.), datant de près de huit ans. Opérée à Saint-Louis il y a six ans ; récidive un mois après. Pas d'adénopathie.

> Durée du traitement. . . . . . 2 mois
> Quantité absorbée . . . . . . 25 H.
> Qualité des rayons . . . . . . R. n° 6-7.

Résultat. — La lésion est très améliorée : la cicatrisation est presque entièrement faite.

Encore en traitement.

OBSERVATION VI

Mme S..., cinquante-cinq ans, journalière.

Petit épithélioma du menton, ulcéré, datant de deux ans. Diamètre : 2 × 2 centimètres. Pas d'adénopathie.

> Durée du traitement. . . . . . 4 mois
> Quantité absorbée . . . . . . 42 H.
> Qualité des rayons . . . . . . R. n° 5-6.

Résultat : Guérison ; cicatrice ponctiforme, blanchâtre.

Verrues

Les rayons X exercent, en général, une action résolutive très rapide sur les verrues.

Les premiers essais faits dans ce sens par Sjœgren et Sederholm, et Scholtz, furent couronnés de succès.

Belot a eu presque toujours d'excellents résultats.

Nous avons traité deux cas de *verrues planes* chez des enfants, avec succès, par une seule irriadiation de 5 H.

Nous pensons que, pour les verrues planes de la face, 3 à 4 H suffisent.

Les *verrues cornées* ne disparaissent qu'après l'absorption d'une dose plus forte : 6, 7, ou même 8 H (sur les mains).

La radiothérapie détruit également les *cornes cutanées*.

Belot obtint, dans un cas de cet ordre, un succès avec 13 H en deux irradiations faites à quinze jours d'intervalle.

V

MALADIES CUTANÉES A MICROBES SPÉCIFIQUES

I

Lésions cutanées tuberculeuses

Lupus vulgaire

De tout temps, la question du traitement du lupus constitua un problème à la solution duquel d'innom-·brables méthodes et agents thérapeutiques furent appliqués. Les procédés chirurgicaux, les causti-ques, les scarrifications, l'ignipuncture, la thermo-cautérisation, les antiseptiques, furent tour à tour préconisés, sans que l'un d'eux parût capable de prévaloir uniquement.

Lorsque les effets physiologiques des rayons chi-miques furent connus, et que le professeur Finsen eût créé la photothérapie, cette dernière méthode sembla devoir détrôner les précédentes.

Les rayons ultra-violets se recommandaient, en effet, de propriétés biologiques théoriquement bien supérieures à celles des autres agents de traitement du lupus : action possible en profondeur, grâce à une

certaine puissance de pénétration ; action microbicide manifeste. De plus, l'aspect esthétique des cicatrices obtenues contribuait à faire de la photothérapie la méthode de choix.

Mais, en 1896, Schiff, qui eut l'idée de traiter le lupus
par les rayons X, obtint de bons résultats ; et, l'année suivante, Kümmel publia deux cas de guérison
obtenus par la radiothérapie. La photothérapie sembla, de ce chef, devoir perdre sa faveur, d'autant
plus que les rayons de Rœntgen paraissaient agir
d'une façon bien plus énergique que les radiations
lumineuses, de par leur plus grande puissance de
pénétration. D'autre part, leur champ d'action superficielle plus vaste, et leur grande facilité d'application leur donnait — *a priori* — une supériorité manifeste.

L'une et l'autre méthodes gardèrent leurs partisans
et furent de plus en plus employées jusqu'à nos
jours, sans exclure l'ancienne thérapeutique ; si bien
qu'à l'heure actuelle leurs indications respectives
sont encore loin d'être précises.

Schiff, Freund, Kümmel, Albers Schœnberg, Pusey, Barney, Scholtz, Ulmann, Jutassy, Burns, etc.,
obtinrent de bons résultats de la radiothérapie et lui
accordent une grande valeur.

Neisser, Gron, Gastou n'en sont pas partisans ; et
Allan Jamieson, malgré les quelques succès que lui
donnèrent les rayons X, leur préfère la photothérapie.

Kienbœck ne condamne pas la radiothérapie, mais
croit meilleure la méthode de Finsen.

Pour Holzknecht, les formes planes, à petits nodu-
les lupiques disséminés, sont justiciables d'emblée
de la photothérapie ; les grands lupus ulcérés relè-
vent des rayons X. Il croit d'ailleurs que les deux
méthodes se complètent, et que la radiothérapie
seule arrive rarement à guérir d'une façon parfaite.

M. Béclère présenta à la Société de Dermatologie,
en avril 1904, un cas de lupus à forme scléreuse,
guéri par les rayons X. Il concluait que, dans les cas
de lupus scléreux ou profondément infiltrés, la radiothérapie seule est capable d'agir efficacement, les
rayons ultra-violets n'ayant pas une puissance de
pénétration suffisante.

Augé réserve à la radiothérapie seule les lupus
étendus.

Leredde reconnaît aux deux méthodes une valeur
incontestable, sans préconiser systématiquement
l'une d'elles ; et Belot conclut, comme lui, que la
radiothérapie est, à coup sûr, formellement indiquée
dans les cas de lupus ayant résisté à un traitement
photothérapique bien fait et bien dirigé.

A la dernière réunion (1) de la Société de Dermatologie, M. le professeur Gaucher condamnait les
deux méthodes, surtout la radiothérapie ; et, sur
une proposition de M. Brocq, la Société décida
d'étudier, en une séance spéciale, les indications
thérapeutiques du lupus. Cette séance aura lieu le
20 décembre 1906.

-----

1. Le 7 juin 1906.

En résumé, les praticiens qui admettent, à l'heure actuelle, la radiothérapie, lui assignent, pour la plupart, les indications suivantes :

Les lupus très étendus, dont la guérison demanderait, par la photothérapie, un nombre considérable de séances, et, par suite, un temps très long, une année, et plus parfois ;

Les lupus ulcérés douloureux, où la compression que nécessite l'appareil de Finsen ne saurait être tolérée ;

Ceux aussi où cette compression est impossible à réaliser, de par le siège des lésions ;

Les lupus scléreux et hypertrophiques ;

Ceux enfin que la photothérapie n'a pu améliorer.

L'action des rayons X sur les tissus lupiques se manifeste histologiquement, suivant Scholtz, tout d'abord par des processus de dégénérescence des éléments cellulaires et particulièrement des cellules géantes, épithéliales et des noyaux de lupus eux-mêmes ; ces processus dégénératifs sont suivis de phénomènes inflammatoires réactionnels.

Les méthodes d'application de la radiothérapie diffèrent beaucoup suivant les auteurs. Les uns recherchent une réaction violente, une dermatite intense ; les autres au contraire ne procèdent que par réactions modérées, plusieurs fois répétées.

Les deux méthodes trouvent leurs indications dans les différentes formes de la clinique. Mais nous pensons, conformément à l'opinion de Freund et A. Schœnberg, que, dans la grande majorité des cas, et surtout dès le début du traitement, il est inutile de recourir aux réactions fortes qui aboutissent à la nécrose superficielle.

Belot indique, comme doses moyennes, 3 à 4 H par séance (R n° 5-6), quantité suffisante pour obtenir un léger érythème. Dans le lupus non exedens, la dose sera un peu plus élevée que dans le lupus ulcéré ; de même dans les lupus hypertrophiques. Un intervalle de vingt jours environ devra séparer les applications.

« Rarement, ajoute Belot, la radiothérapie est capable à elle seule, de déterminer la guérison complète d'un foyer lupique. »

Nous avons obtenu, personnellement, quelques bons résultats ; mais ils sont acquis depuis trop peu de temps pour que nous puissions rien inférer quant à la récidive.

OBSERVATION I

Mlle B..., vingt-deux ans, fleuriste.

Lupus tuberculeux du nez, ayant détruit le lobule, une partie des narines, et la cloison jusqu'à la moitié de sa hauteur.

Durée du traitement	2 mois
Quantité absorbée	14 H.
Qualité des rayons	R. n° 6

Résultat : La lésion est cicatrisée et paraît en excellent état (Résultat acquis depuis deux mois et demi).

OBSERVATION II

Mlle D..., vingt et un ans, employée.

Lupus tuberculeux du creux poplité gauche, avec brides chéloïdiennes (Diam. $= 5 \times 13$ cm.), datant de seize ans. Non ulcéré. Traité, sans succès appréciable, par l'ignipuncture et de nombreuses séances de haute fréquence.

Durée du traitement . . . . 5 mois
Quantité absorbée . . . . . 48 H.
Qualité des rayons. . . . . R. n° 6-7

Résultat : Guérison à peu près complète. Il ne reste plus qu'une bride chéloïdienne sur le bord externe.

Pigmentation marquée.

Encore en traitement.

OBSERVATION III

M. M..., vingt ans, cocher.

Lupus tuberculeux ulcéré ayant détruit le nez et une partie de la joue droite (Diam. $= 4 \times 7$ cm.), datant de un an.

Durée du traitement . . . . 1 mois 1/2
Quantité absorbée. . . . . 10 H.
Qualité des rayons . . . . R. n° 6

Résultat : Après trois irradiations, la lésion était très améliorée.

L'ulcération avait commencé à se cicatriser sur ses bords.

Le malade, sorti de l'hôpital, n'est plus revenu au traitement.

OBSERVATION IV

Marguerite V..., quatorze ans.

Petit lupus tuberculeux de la joue droite (Diam. $= 1 \times 1,5$), datant de quelques mois. Déjà traité, sans succès, par la galvanopuncture.

Durée du traitement . . . . 1 mois
Quantité absorbée . . . . . 8 H.
Qualité des rayons . . . . R. n° 6

Résultat : Guérison, persistant un mois et demi plus tard.

Tuberculose verruqueuse

Ulmann, Campbell, cités par Belot, accordent à la radiothérapie une plus grande efficacité sur la tuberculose cutanée verruqueuse que sur le lupus vulvaire.

Nous n'avons aucune expérience personnelle à ce sujet, mais, le cas échéant, des doses plus élevées que pour le lupus nous paraîtraient indiquées : 6, 7 H (avec rayons n° 6), par irradiation, les séances étant séparées par un intervalle d'une quinzaine de jours.

Adénites bacillaires

Beaucoup d'auteurs rapportent, dans leurs observations, la guérison des adénites accompagnant les lupus, à la suite de quelques irradiations.

Bergonié, dans une communication qu'il fit à l'Académie des sciences, en mars 1905, insiste sur l'action nettement favorable des rayons X dans les adénopathies tuberculeuses non suppurées.

Enfin, récemment, C. Rœderer dans sa thèse conclut de même.

Nous avons traité par les rayons X quelques adénopathies bacillaires *non suppurées*, et nous avons obtenu des résultats très encourageants. Pour éviter l'ulcération de la peau au niveau du ganglion infecté, nous nous sommes bien trouvé de couvrir la région irradiée d'une feuille de plomb de 1/10 de millimètre d'épaisseur.

En général, au bout de trois séances, faites à huit jours d'intervalle, de 4 H chacune, le résultat était très appréciable.

2

Lèpre

Dans quelques cas de lèpre où, malgré l'absorption d'huile de Chaulmoogra, les tubercules deviennent volumineux et s'ulcèrent, la radiothérapie paraît indiquée comme moyen de traitement *local*.

Sequiera en 1901, Oudin en 1902, Wilkinson en 1905 citèrent quelques observations où l'application des rayons X avaient calmé les douleurs et diminué le volume des lépromes. Les ulcérations elles-mêmes bénéficieraient du traitement.

Nous rapportons deux observations personnelles où la radiothérapie eut un effet favorable.

OBSERVATION I

X..., dix-sept ans (de la Martinique).

Lèpre datant de plusieurs années. Tubercules sous-cutanés disséminés sur tout le corps. Quelques-uns sont ulcérés sur le bras et l'avant-bras droit. Tout le membre est le siège de violentes douleurs et d'hyperesthésie. C'est cette partie que nous avons soumise aux rayons.

> Durée du traitement. . . . 1 mois 1/2
> Quantité absorbée . . 12 H (par surface traitée.)
> Qualité des rayons. . . . R. n° 6-7.

Résultat : Les deux premières irradiations firent cesser les douleurs.

Après quatre séances, les tubercules s'affaissaient et les ulcérations commençaient à se cicatriser.

Sur ces entrefaites, le malade fut atteint d'une congestion pleuro-pulmonaire dont il mourut, dans le service de M. Hallopeau.

OBSERVATION II

Mlle G..., trente ans (de Nice).

Lèpre tuberculeuse datant de deux ans. Tubercules de la choroïde. La face est criblée de léprômes, dont quelques-uns, ulcérés, sont le siège d'un prurit intense. Nous avons soumis toute la face aux rayons.

Durée du traitement. . . . 4 mois
Quantité absorbée . . . . 22 H.
Qualité des rayons . . . . R. n° 6.

Resultat : Après la première irradiation, la malade accusait une diminution très sensible des démangeaisons.

A la cinquième séance, l'état est très amélioré. Les tubercules sont diminués de volume ; l'aspect léonin de la face s'est modifié. Il restait encore une ulcération sur le nez et une autre sur la lèvre supérieure.

Après neuf séances, il n'existait plus d'ulcérations ni de douleurs.

3

Syphilis

Sur certaines syphilides, secondaires et surtout tertiaires, rebelles à tout traitement, la radiothérapie nous a paru agir très efficacement.

Dans un cas de syphilides palmaires psoriasiformes datant de plusieurs mois, 7 H en deux séances (R. n° 5) ont suffi pour blanchir la lésion.

Dans un autre cas de syphilides croûteuses exubérantes du visage (période secondaire), nous avons obtenu, avec 6 H, une amélioration considérable.

Nous pensons que, dans les cas de *phagédénisme* grave, sur lesquels le traitement spécifique a parfois si peu de prise, la radiothérapie pourrait être utilement appliquée.

4

Chancre mou

Nous avons essayé la radiothérapie sur un chancre mou phagédénique de la vulve, qui, après un mois de traitement (iodoforme, nitrate d'argent), n'était pas amélioré.

Après deux irradiations de 4 H chacune, faites à huit jours d'intervalle, le bourgeonnement a commencé à se faire, et la plaie était fermée treize jours plus tard.

VI

MALADIES DU TISSU LYMPHOÏDE

L'action indéniable qu'exercent les rayons X sur

lts tissus lymphoïdes — à savoir : la destruction des lymphocytes et la phagocytose de leurs noyaux — a été employée pour les traitements des tumeurs malignes du tissu lymphatique, et aussi du mycosis fongoïde qui s'en rapproche — histologiquement — beaucoup.

Lympho-sarcome

Williams a cité un cas de guérison de lympho-sarcome par la radiothérapie.

Bizard et Albert Weil présentèrent, en juin 1904, un malade qui avait été affecté d'un lympho-sarcome du cou et de la partie supérieure du thorax, et qu'ils ont guéri par les rayons X en deux mois (dose totale absorbée : 41 H).

Dans une lympho-sarcomatose généralisée, le professeur Bergonié obtint une amélioration rapide par la radiothérapie.

L'examen des formules leucocytaires notées dans ce cas montre que, après vingt jours de traitement, on constata une augmentation des globules rouges et une diminution considérable du nombre des globules blancs.

Dans la *leucémie* et la *lymphadénie*, ces modifications, à la suite de la radiothérapie, sont encore plus nettes.

On doit en conclure que les rayons X ont, dans

ces cas, une influence très nettement favorable, et sur les tumeurs ganglionnaires et sur la composition du sang.

Mycosis fongoïde

Les premières tentatives de radiothérapie du mycosis fongoïde, faites par Scholtz, n'ont pas donné à cet auteur des résultats très satisfaisants.

Belot, en 1903, entreprit de traiter par les rayons X une malade de M. Brocq, atteinte de mycosis fongoïde au stade eczématique, avec nombreuses tumeurs non ulcérées et un prurit intense.

Les irradiations ont été conduites de façon à ne pas amener une réaction plus forte que l'érythème, et, naturellement, les doses ont varié suivant le volume des tumeurs et la sensibilité spéciale à chaque région.

Chaque point traité ne subissait une nouvelle irradiation que vingt-cinq à trente jours après la séance précédente.

Le prurit disparut très rapidement, dès les premières séances.

En février 1904, la malade était très améliorée, et, au mois d'octobre de la même année, elle était complètement guérie.

Au cours du traitement, l'état général s'était progressivement amélioré, et la courbe de poids avait subi une ascension considérable.

Un autre cas de même genre, également guéri par la radiothérapie, a permis à Belot de conclure que cette méthode lui semble excellente pour le traitement de cette affection.

Des conclusions analogues sont posées par Hyde, Montgomery et Ormsby, et par A. Carrier, qui publia, en février 1904, un cas de guérison du mycosis fongoïde par les rayons X.

Nous n'avons, à ce sujet, aucune expérience personnelle, mais les observations précitées sont tellement probantes, et les autres traitements essayés dans cette affection se sont constamment montrés si complètement inefficaces, que la radiothérapie nous paraît toujours et formellement indiquée, aussi bien dans le *mycosis fongoïde en évolution*, que — et surtout — dans les *états pré-mycosiques*.

VII

ULCÉRATIONS CHRONIQUES

Appliqués, à petites doses, sur les ulcérations chroniques et sans tendance au bourgeonnement, les rayons X ont paru, dans certains cas, en hâter la cicatrisation.

Nous avons traité quelques *ulcères variqueux* par des séances, hebdomadaires, de 3 H avec des rayons n° 5-6. Sans être très constants, les résultats obtenus sont au moins encourageants. Dans deux cas, après trois irradiations, le bourgeonnement a commencé à se faire ; et la cicatrisation fut parfaite, en neuf jours chez l'un des malades, en quatorze jours chez l'autre.

Il nous semble donc légitime d'essayer la radiothérapie sur les ulcérations chroniques, non spécifiques, qui ont résisté depuis longtemps aux traitements habituels.

VIII

AFFECTIONS DIVERSES

Ichtyose

St. Leduc a publié, en septembre 1905, l'observation d'un cas d'ichtyose généralisée guérie par quatre séances de radiothérapie espacées en trois mois.

Nous avons obtenu, chez une malade de Saint-Louis, de bons résultats, avec des doses relativement faibles, en séances espacées de quatorze jours.

C'est là, pensons-nous, une indication intéressante.

OBSERVATION

Mme B..., trente-deux ans, ménagère.

Ichtyose localisée aux avant-bras et aux mains, datant de plusieurs années. A quelquefois été améliorée par de longs séjours à Saint-Louis. Actuellement, vient d'être traitée par les pommades, sans aucun résultat, pendant quatre mois.

Durée du traitement . . . . ; 2 mois

Quantité absorbée. 13 H. (sur chaque surface traitée)

Qualité des rayons . . . . R. n° 5-6

Résultat : Les avant-bras sont guéris ; les mains sont très améliorées.

La malade sort sur sa demande.

Kératodermie

Zeisler a publié trois cas de kératodermie palmaire et plantaire guéris par la radiothérapie.

Belot a obtenu, sur les quelques malades qu'il a traités, une guérison complète.

Deux applications, de 5 à 7 H chacune, faites à dix ou quinze jours d'intervalle, ont ordinairement été suffisantes.

Leucoplasie buccale

Les leucoplasies linguales tenaces, que n'améliorent ni le traitement local ni le traitement spécifique, nous paraissent, d'après quelques cas personnels, relever de la radiothérapie.

Les doses devront être faibles, afin d'éviter une réaction désagréable. Nos meilleurs résultats ont été obtenus en faisant absorber 2 à 3 H tous les huit jours.

OBSERVATION

M. H..., soixante-cinq ans, chaudronnier.

Large plaque de leucoplasie linguale, parcheminée, et d'aspect crémeux, à base légèrement infiltrée, datant de un an. Syphilis il y a vingt-cinq ans. Le malade prend, depuis deux mois, 3 grammes d'iodure de sodium par jour.

> Durée du traitement. . . . 6 semaines
> Quantité absorbée . . . . 14 H.
> Qualité des rayons. . . . R. n⁰ 5-6

Résultat : Guérison. La plaque a disparu ; il ne persiste qu'une légère infiltration.

Encore en traitement.

Lupus érythémateux

Belot n'a pas obtenu, dans le traitement du lupus érythémateux par la radiothérapie, des résultats bien encourageants.

Schiff a noté, dans un cas, une amélioration très considérable.

Jutassy, Woods et Oudin eurent quelques bons résultats, par des irradiations légères ; Scholtz, par des séances énergiques suivies de phlyctènes et d'excoriation. C'est également la méthode préconisée par Sjœgren et Sederholm.

Ulmann au contraire conseille les réactions modérées.

Belot fait des irradiations de 5 à 7 H, en les espaçant de quinze à vingt jours.

Les *formes fixes*, selon lui, ne rétrocèdent qu'au prix d'une violente réaction.

Gastou et Decrossas, en 1906, rapportent quelques guérisons obtenues par des séances de 5 H répétées tous les sept jours (15 à 20 H en moyenne par surface traitée).

Nous avons personnellement enregistré quelques bons résultats, sans avoir jamais dépassé une réaction de moyenne intensité. Dans des cas où les rayons X n'avaient pas amené de résultats, la haute fréquence nous donna des succès rapides.

OBSERVATION I

Mlle K..., trente-six ans, couturière.

Foyer de lupus érythémateux de 2 centimètres de diamètre, siégeant en dehors de la commissure externe de l'œil gauche, datant de deux mois environ. Il existe une infiltration séreuse assez considérable de la paupière inférieure gauche. Prurit.

Durée du traitement. . . 2 mois
Quantité absorbée. . . . 17 H.
Qualité des rayons . . . R. n⁰ 6.

Résultat : Guérison.

Le prurit avait disparu après la première séance.

L'infiltration palpébrale a presque entièrement disparu.

Encore en traitement.

OBSERVATION II

Mme A..., quarante et un ans.

Lupus érythémateux du bout du nez, du diamètre d'une pièce de 1 franc, datant de cinq mois. Un peu amélioré par quinze séances de haute fréquence, faites tous les deux jours.

Durée du traitement. . . 5 semaines
Quantité absorbée. . . . 12 H.
Qualité des rayons . . . R. n⁰ 6.

Résultat : Guérison, sans laisser de traces.

Nævi vasculaires

Le traitement de choix des nævi vasculaires est certainement l'électrolyse, en punctures faites avec l'aiguille positive. Mais la radiothérapie nous paraît indiquée dans quelques cas : lorsque l'électrolyse n'est pas supportée (malades pusillanimes, enfants indociles), et lorsque le résultat qu'elle a donné n'est pas esthétique (cicatrice exubérante).

OBSERVATION

Antoine R..., neuf mois et demi.

Nævus du front, proéminent, érectile, du diamètre d'une pièce de 2 francs. L'électrolyse avait laissé subsister une petite masse de tissu fibroïde très dur, brunâtre.

Durée du traitement. . . 2 mois
Quantité absorbée. . . . 12 H.
Qualité des rayons . . . R. n° 6.

Résultat : Disparition de la petite tumeur. A sa place la peau est rétraotée et un peu parcheminée.

Zona

La radiothérapie paraît agir favorablement dans le zona, non seulement en faisant disparaître les douleurs ou en les atténuant, mais encore en agissant sur la lésion cutanée elle-même, qui se sèche beaucoup plus rapidement que dans les circonstances ordinaires.

Nous n'avons traité par les rayons X qu'un seul cas de zona (zona intercostal), et le résultat a été satisfaisant. Trois séances de 2 H, à cinq jours d'intervalle, firent céder les douleurs et amenèrent la cicatrisation rapide des excoriations consécutives aux bulles.

CONCLUSIONS

1º Les deux seuls facteurs intéressants à connaître en radiothérapie sont :

La *quantité* de rayons X absorbés par la peau, exprimée en unités de Holzknecht ;

La *qualité* des rayons employés, exprimée en un chiffre correspondant à l'une des divisions du radio-chromomètre de Benoît.

Ces deux seules notions, jointes à celle de la durée du traitement, importent pour l'appréciation des résultats.

Nous émettons le vœu de les voir toujours figurer dans l'énoncé des observations publiées.

2º La radiothérapie nous semble *formellement indiquée* dans les affections suivantes :

Acné chéloïdienne ;
Adénopathies tuberculeuses non suppurées;
Chéloïdes et cicatrices chéloïdiennes ;
Eczéma chronique ;
Epithélioma cutané ;
Favus ;

Folliculites ;

Hyperhydrose ;

Ichtyose ;

Kératose pilaire ;

Leucoplasie buccale ;

Lichens ;

Lupus tuberculeux ;

Lympho-sarcome ;

Mycosis fongoïde;

Nævi pilifères ;

Prurigo ;

Prurits ;

Sarcome cutané et sous-cutané ;

Sycosis ;

Teignes ;

Trichorrexie noueuse ;

Tuberculose verruqueuse ;

Verrues cornées ;

Verrues planes.

3° En l'état actuel des connaissances, la radiothé-rapie nous semble ne devoir être appliquée qu'*en dernier ressort* aux affections cutanées suivantes :

Acné vulgaire et rosacée ;

Alopécies ;

Blépharites ;

Hypertrichose ;

Kératodermie ;

Lèpre ;

Lupus érythémateux ;

Nævi vasculaires ;

Pelades ;

Psoriasis ;

Sclérodermie ;

Séborrhée ;

Syphilis ;

Ulcérations chroniques ,

Ulcères variqueux ;

Zona ;

INDEX BIBLIOGRAPHIQUE

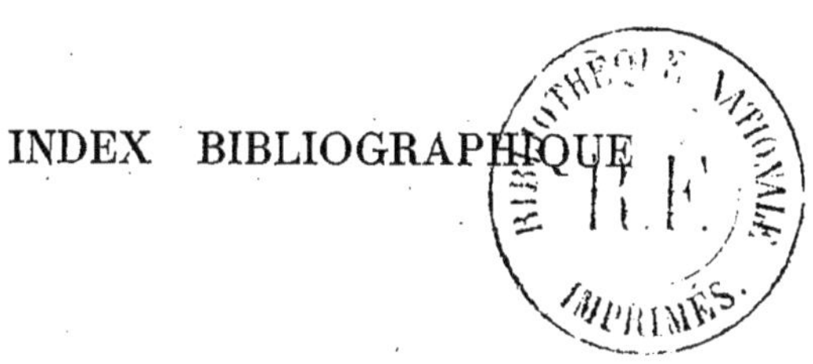

Abbe (Robert). — On what lines is the treatment of malignant
disease advancing ? (*Med. Record.*, 13 déc. 1904).

— Cancer étendu du pénis traité par les rayons de Rœntgen (*Medic. Record.*, 18 mars 1905 ; *Le Radium*,
1905, p. 144).

Adamson (II.-G.). — Sur le traitement des dartres du cuir chevelu par les rayons X (*The Lancet*, 24 juin 1905).

Albers Schœnberg. — Therapeutische Verwendung der Rœntgenstrahlen in der Behandlung des Lupus (*Fortschritte a/d. Geb. der Rœntgenstrahlen*, Bd. I, p. 72).

— Ueber die Behandlung des Lupus und Kronischen
Eczem mit Rœntgenstrahlen (*Ibid.*, Bd. II, p. 20).

Allan Jamison. — Traitement des maladies cutanées par la
lumière et les rayons X (*British med. Journ.*, 16 janvier 1904).

Allen (Ch.-W.). — The treatment of cutaneous epithelioma
(*N.-Y. med. Journ.*, 9 nov. 1900).

— X rays in Xeroderma pigmentosum (*Journ. Amer.
med.*, 1903, XL, p. 508).

— Severe acne treated by X rays (*Journ. of cut. dis.*,
février 1904, p. 73).

Auché. — Traitement des teignes tondantes par la radiothérapie (*Annales d'électrobiologie*, 1904, p. 572).

Audhuij. — Sur un cas d'épithélioma de la face guéri par les rayons X (*Arch. d'électr. méd.*, 1905, p. 414).

Augé. — Deux cas de lupus tuberculeux guéris par la radiothérapie (*Congrès de l'A. F. A. S.*, Grenoble, août 1904).

Balzer et Monseaux. — Accidents cutanés causés par les rayons de Rœntgen (*Soc. fr. de Dermatol.*, 1902).

Bar et Doullé. — Troubles trophiques de la paroi abdominale par les rayons X (*Soc. d'Obstétr. de Paris*, 21 juin 1901).

Barret. — Epilation par les rayons X ; disparition concomitante de l'acné (*Bull. Soc. fr. d'électroth.*, 1904, p. 138).

Barthélemy et Lévy-Bing. — Accidents cutanés dus aux rayons X (*Xe Congrès internat. Dermat.*, Berlin, sept. 1904).

Béclère. — Sarcome de l'angle externe de l'orbite très amélioré par la radiothérapie (*Soc. de Chir.*, 26 octobre 1904).

— Sarcome sous-cutané guéri par les rayons X (*Soc. méd. Hôp.*, 10 juin 1904).

Belot (J.). — La radiothérapie appliquée aux dermatoses prurigineuses (*Arch. d'électr. méd.*, 1904, p. 763).

— Traitement du mycosis fongoïde par la radiothérapie (*Presse méd.*, 22 avril 1905, p. 253).

— *Traité de Radiothérapie* (Steinheil, 1905).

— Rapport sur la radiothérapie cutanée (épithélioma). Statistiques (*Soc. fr. de Dermat.*, séances avril et juin 1906).

Bergonié. — Cancroïde de la paupière inférieure et de l'orbite traité avec succès par la radiothérapie (*Arch. d'électr. méd.*, 1904, p. 308).

BERGONIÉ. — Sur l'action nettement favorable des rayons X dans les adénopathies tuberculeuses non suppurées (*C. R. Acad. Sciences*, 27 mars 1905).

BISSÉRIÉ. — Statistique radiothérapique dans les néoplasies malignes (*Congrès de Médecine de Paris*, 1904).

BIZARD et WEIL (A.). — Lymphosarcomatose en cuirasse de la poitrine et du cou. Traitement par les rayons X. Guérison (Soc. fr. de Dermatol. et Syphil., 2 juin 1904, *An. in Bull. méd.*, 11 juin 1904).

BODIN (E.) et CASTEX (E.). — Traitement radiothérapique des teignes (*Arch. d'électr. méd.*, 1905, p. 376).

BOUCHARD. — *Traité de Radiologie médicale* (Paris, Steinheil, 1904).

BULCKLEY. — Hyperhidrosis (*Journ. of. cut. dis.*, janvier 1904, p. 46).

BURNS. — A case of lupus vulgaris cured by the X rays (Boston derm. Soc., janvier 1905. *J. of. cut. dis.*, avril 1905).

CAMPBELL. — Results obtained in the treatment of acne by exposure to the X rays (*Journ. of. Amer. med. As.*, 9 août 1902, p. 313).

CARRIER (A.). — A case of mycosis fongoïdes treated by the X rays (*Journ. of cut. dis.*, février 1904, p. 73).

CERNÉ et CAUCHOIS. — Statistique radiothérapique (*Ann. d'Electrob.*, février 1906).

CERNÉ. — Note de radiothérapie (*Normandie méd.*, Rouen, 1904, XX, p. 281).

Coriat. — Epithélioma cutané. Son traitement par les rayons
X (*Thèse*, Paris, 1904, n° 523).

Danlos et Gastou. — Stastistique radiothérapique (*Bull. Soc.
méd. Hôp.*, nov. 1904).

Fox. — Scar keloïd treated by the X rays (*J. of. cut. dis.*,
juillet, 1903, p. 323).

— Sycosis treated by the X rays (*J. of. cut. dis.*, juil.
1903, p. 323).

— Lupus of the nose treated by the X rays (*J. of. cut.
dis.*, juin 1903).

Freund. — Ein mit Rœntgenstrahlen behandelter Fall von
Nævus pigmentosus piliferus (*Wien. med. Woch.*,
1897, XLVII, p. 428).

— Zowei Fælle von Sycosis simplex mit Rœntgenstrahlen behandelte (Wiener Dermat. Ges., 28 janvier 1903).

Gamlen (H.-E.). — X ray treatment of epithelioma of the ton-
gue (*Arch. of the Rœntgenray*, VIII, déc. 1903). The
— treatment of somes kin diseases by X rays (*Id.*, IX,
sept. 1904).

Gastou, Vieira et Nicolau. — Teignes et Sycosis (*Soc. fr.
dermatologie*, 3 juin 1902, 4 juillet 1902, février
1904).

Gastou et Decrossas. — Statistique radiothérapique. Lupus
(*Ann. de Dermatol. et de Syphil.*, février 1906).

— Radiothérapie du lupus érythémateux fixe de la face
(*Annales de Dermatologie et Syphiligraphie*, février
1906).

Gaucher. — Sarcome mélanique traité par la radiothérapie
(*J. de méd. et de chir. pratique*, octobre 1905).

Hahn. — Die Rœntgentherapie bei Eczem, Rosacea, Acne vulgaris und Prurigo (*Fortschritte a. d. Geb. d. Rœntgenstr.*, 1901-1902, V, p. 39).

Haret. — Quelques observations d'épithélioma cutané traité par la radiothérapie (Congrès de Grenoble, 1904, *Arch. d'électr. méd.*, 1904, p. 599).

Delherm et Laquerrière. — La radiothérapie appliquée au cancer (*Arch. gén. de Méd.*, 16 février 1904, p. 400).

— La radiothérapie dans le prurit anal. (Congrès de Grenoble, août 1904. *Arch. d'électr. méd.*, n° 149, p. 677).

— *Electrothérapie clinique* (Paris, Maloine, 1906).

Dind. — Pseudo-pelade décalvante et rayons X (Soc. Vaudoise de méd., 10 mars 1904. *Ann. d'Electrob.*, 1904, p. 652).

Du Bois. — Lupus du nez traité et guéri par les rayons X. (*Revue médicale Suisse oomande*, nov. 1905).

Duhot. — Lupus guéri par les rayons X (*Ann. de la policl. cent. de Bruxelles*, 1901, I, p. 159).

— Lupus amélioré par les rayons X (Presse méd. belge, 1901, LIII, p. 209).

Dupeyrac. — La radiothérapie dans le traitement des teignes (*Marseille méd.*, 15 mai 1905).

— Psoriasis traité par la radiothérapie (*Cong. méd. des Bouches-du-Rhône*, mai 1905).

Fordyce. — Rodent ulcer of the forehead cured by X rays (*Journ. of cut. dis.*, déc. 1905).

Foveau de Courmelles. — Action atrophique glandulaire (*C. R. Ac. Sc.*, 27 février 1905).

Heeve (W.-L.). — Chronic ulceration of the leg treated by X rays and brusch discharge (Amer. med., 1902, IV, p. 608).

Herschell-Harris (L.). — Destruction des tissus cicatriciels à l'aide des rayons X (*The Australas. med. Gaz.*, 20 avril 1902. *Ann. d'électrob.*, 1902, p. 776).

Holzknecht (Guido). — Alopecia areata (*Wien. Derm. Ges.*, 20 février 1901).

— Le chromoradiomètre (*Congrès de Berne*, séance du 4 sept. 1902).

Hyde, Montgomery et Ormsby. — Mycosis fongoïdes (*Journ. A. M. A.*, XL. p. 5).

Imbert. — A propos de la radiothérapie (*Arch. d'élect. méd.*, 1905. p. 3).

Jacob (F.-H.). — The treatment of lupus by X ray and the Finsen lamp (*Med. Electrology and Radiology*, nov. 1904).

Jagot et Sarazin. — Note sur un cas de lupus très étendu de la face guéri par les rayons X (*Arch. méd. d'Angers*, 5 juillet 1905).

Jamieson (W.-A.). — X rays in Xeroderma pigmentosum (*Lancet.* London, 1903, I, p. 105).

— On the treatment of various forms of cutaneous diseases by the X rays and light (*Scott. med. and surg. Jour.*, février 1904).

Jutassy (Josef). — Statistique radiothérapique. Lupus vulgaire, Lupus érythémateux, eczéma chronique, hyperthricose, et nævus vasculaire (*Pest. med. chir. Presse*, 1900, XXXVI, p. 73).

Kienbœck. — Rapport sur l'état actuel de la radiothérapie. (*Congrès de Grenoble*, 1904).

Leduc (St.). — Ichtyose généralisée guérie par 4 séances de radiothérapie espacées en trois mois (*Sem. méd.,* sept. 1905).

Leredde. — La cure de l'eczéma par la radiothérapie (*Ann. d'électrob. et de radiologie,* janvier 1906).

— Rapport sur le traitement de l'épithélioma cutané par les rayons X (*Soc. fr. Dermat. et Syph.,* avril 1906).

Leredde et Pautrier. — Technique et indications de la radiothérapie dans le traitement des dermatoses (*Rev. gén. de clin. et de thérap.,* 12 et 19 sept. 1903).

Maclew (L.-M.-H.). — Le traitement des dartres du cuir chevelu par les rayons X (*British med. Journ.,* juillet 1905).

Moseley. — Treatment of keloïd by the X rays (*N. Y. A. of medicine,* févr. 1905).

Marques. — Psoriasis guéri par la radiothérapie (*Arch. d'électr. méd.,* mars 1905).

Noiré (H.). — *Thèse de Paris* (Jouve, 1905).

Oudin. — Lèpre tuberculeuse traitée par les rayons X (*Bull. de la Soc. fr. d'électroth. et de radiol.,* déc. 1902, p. 138)

— Guérison de quelques dermatoses par les rayons X (*Id.,* juin 1904).

Pennington (J.-R.). — Treatment of pruritus ani with the Rœntgen rays (*Americ. practol. Soc.,* juin 1904).

Rœderer (C.). — La radiothérapie dans les tuberculoses ganglionnaires, articulaires et osseuses (*Thèse de Paris,* 1906).

Rockwel. — The X ray and the Finsen light in the treatment of Lupus (*Med. Record*, 11 avril 1903, p. 575).

Sabouraud et Noiré. — Radiothérapie des teignes (*Ann. de dermat. et de syph.*, juillet 1904).

Schiff. — Mycosis fongoïde traité par les rayons X (*Ann. d'électrob.*, 1904, p. 510).

— Eine seltene form von Acne durch Rœntgenstrahlen geheilt (*Wien. med. Woch.*, 19 sept. 1905).

Scholtz (W.). — Traitement des affections cutanées avec les rayons de Rœntgen (*Deuts. med. Woch.*, 13 août 1903 ; anal. *in Rev. de thérap.*, 1er oct. 1903).

— Ueber die Indikationen der Behandlung mit Rœntgenstrahlen in der Dermatologie (*Fortschritte a. d. Geb. der Rœntgenstrahlen*, Bd VIII, 1905, p. 91).

Slack. — X ray treatment of acne (*Atl. Journ. Record of med.*, juillet 1903).

Sorel et Soret. — Un cas d'éléphantiasis avec troubles nerveux, guéri par les rayons X (C. R. Ac. Sciences, 14 févr. 1898. *La Normandie méd.*, 1er mars 1898, p. 97).

Stover (G.-H.). — A case of hyperidrosis of the axillæ cured by the X ray (*14 th. Ann. Meeting of the Amer. Electr. ther. ass.*, Saint-Louis, sept. 1904).

Taylor-Stopford. — Ulcus rodeus traité par les rayons X (*Ann. d'électrob. et de rad.*, 1904).

Wilkinson (H.-B.). — Quelques observations concernant le traitement de la lèpre par les rayons X (*Med. Record*, 9 déc. 1905).

TABLE DES MATIÈRES

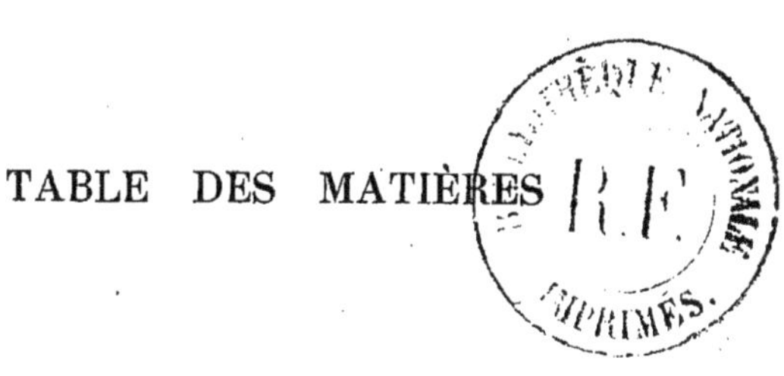

DEUXIÈME PARTIE

TROISIÈME PARTIE

Indications cliniques et résultats de la radiothérapie des maladies cutanées

Imp. de la Faculté de Médecine, Bonvalot-Jouve, 15, rue Racine, Paris.

9 782019 256494